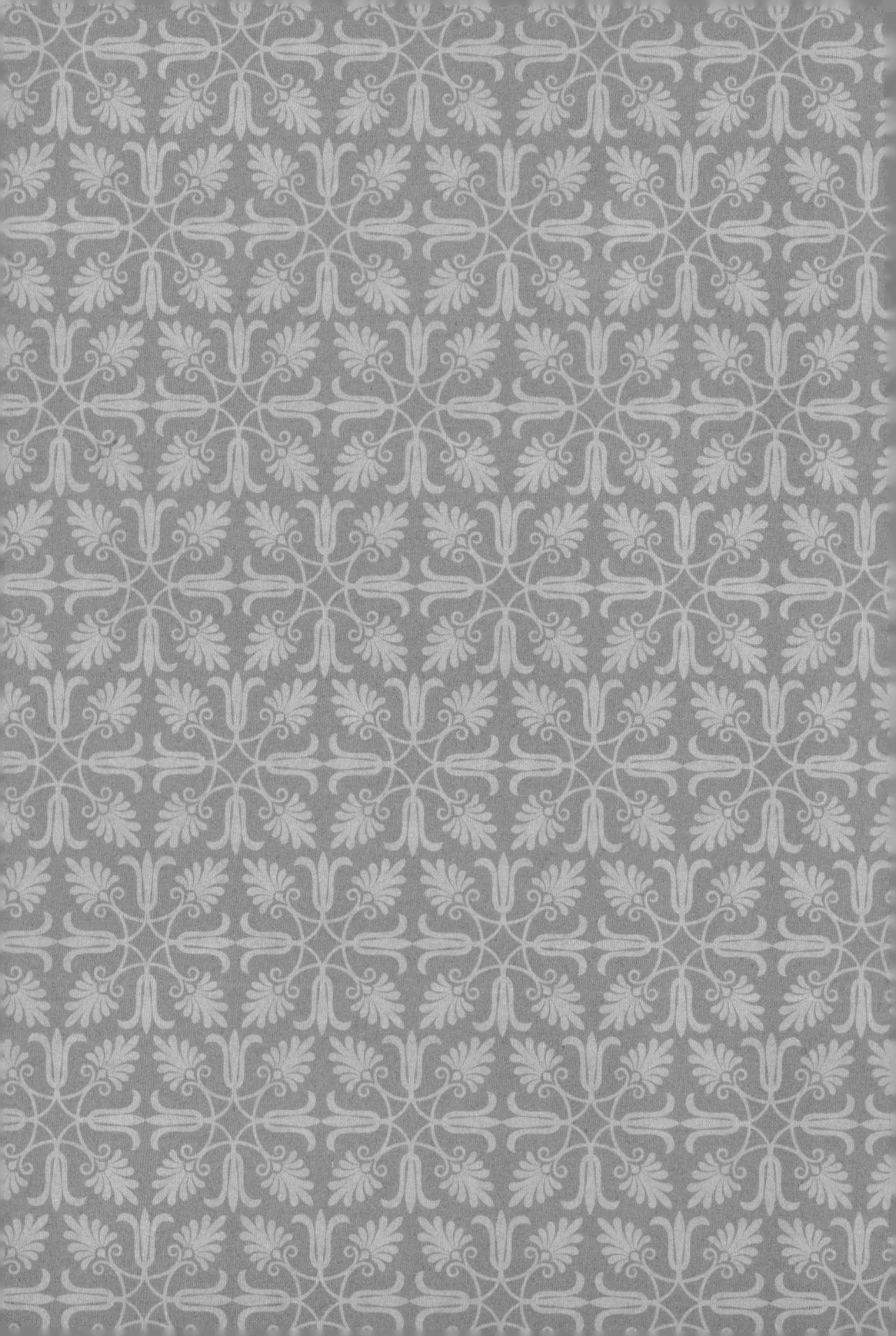

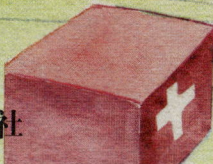

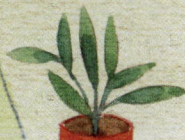

内 容 提 要

　　肚子里装着非常多重要器官,有可以帮助食物消化的胃部和大小肠,帮助解毒的肝脏肾等等,但肚子里的器官并不是都有用的,比如阑尾,甚至它发炎了还会造成肚子剧痛。所以,肚子里每天都会发生很多神奇的反应,具体有哪些,翻开本书就可以找到答案啦!

图书在版编目(CIP)数据

隐藏在肚子里的战场/李妍编著. — 北京:金盾出版社,2013.9
(2019.3 重印)
　(科学原来如此)
　ISBN 978-7-5082-8470-5

　Ⅰ.①隐…　Ⅱ.①李…　Ⅲ.①脏器—少儿读物　Ⅳ.①R322-49

中国版本图书馆 CIP 数据核字(2013)第 129353 号

金盾出版社出版、总发行
北京太平路 5 号(地铁万寿路站往南)
邮政编码:100036　电话:68214039　83219215
传真:68276683　网址:www.jdcbs.cn
三河市同力彩印有限公司印刷、装订
各地新华书店经销
开本:690×960　1/16　印张:10　字数:200 千字
2019 年 3 月第 1 版第 2 次印刷
印数:8 001～18 000 册　定价:29.80 元
(凡购买金盾出版社的图书,如有缺页、
倒页、脱页者,本社发行部负责调换)

前言

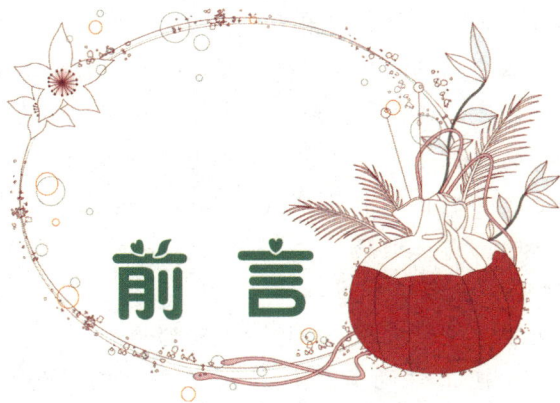

　　最初我们的生命就是在腹中孕育而生，是"肚子"赋予了我们全新的生命。然而，我们对自己的"肚子"究竟了解多少？我们关心过自己的"肚子"吗？它真的就只是配合我们进食和排泄的工具吗？它是否还有别的神奇之处？如果它不乖了，闹个小脾气，会有什么可怕的后果？

　　首先，我们得了解一下藏在"肚子"里的五脏六腑："脏"是指实心有机构的器官，有心、肝、脾、肺、肾、为五脏；"腑"是指空心的器官，有胆、胃、大肠、小肠、膀胱、三焦，受五脏浊气，名传化之府，故为六腑。而要是女性的话就是五脏七腑，多出来的一个腑器自然便是孕育生命的子宫了。

　　科学发展到现在，亦是能够将人体的腹部内潜藏着的器官相划分，组成不同的人体系统，相互协调相互工作。我们在本书中着重介绍的就是和"肚子"密切相关的系统，它们是消化系统，泌尿系统等。我们知道，人体的各项系统组成了一个完整的整体，在相互贯通、相互影响的前提下配合工作，缺一不可。

　　消化系统负责食物的消化和吸收，以及向身体各个部门提供机体所需的物质和能量。食物中的营养物质除了维生素、水和无机盐可以被直接吸收利用外，蛋白质、脂肪和糖类等物质均不能被机体直接吸收利用，需要在消化管内被分解为结构简单的小分子物质，才能被组织、细胞吸收利用。食物在消化道内部被分解的过程就称为消化。而对于未被吸收的残渣部分，消化道则通过大肠以粪便形式排出体外。消化系统囊括了口腔、咽、食管、胃、小肠（十二指肠、空肠、回肠）和大肠（盲肠、结肠、直肠、肛管）等部分，由消化道和消化腺组成，基本生理功能是摄取、转运、消化食物和吸收营养、排泄废物，这些生理工作的完成依赖于整个胃肠道协调的生理活动。

泌尿系统由肾、输尿管、膀胱及尿道组成，它的主要功能为排泄。排泄按照学术上说，是指机体代谢过程中所产生的各种不为机体所利用或者有害的物质向体外输送的生理过程。被排出来的一部分是营养物质的代谢产物；另一部分则是老去的细胞更新换代时所形成的产物。此外，排泄物中还包括一些随食物摄入的多余物质，像是多余的水和无机盐类。

人体是一个奇妙的组成，探索人体内部，尤其是自己的"肚子"，则更为神奇和引人入胜。尽管我们的"肚子"时常闹腾生病，有一些疾病甚至无法治愈，异常可怕。但是随着科学技术的进步和发展，我们有理由相信，"肚子里的那些事儿"将不再神秘，既然我们能够与自然和谐相处，那么我们也就能够在了解"肚子"善待"肚子"的基础上和它握手言和。

期待那一天。

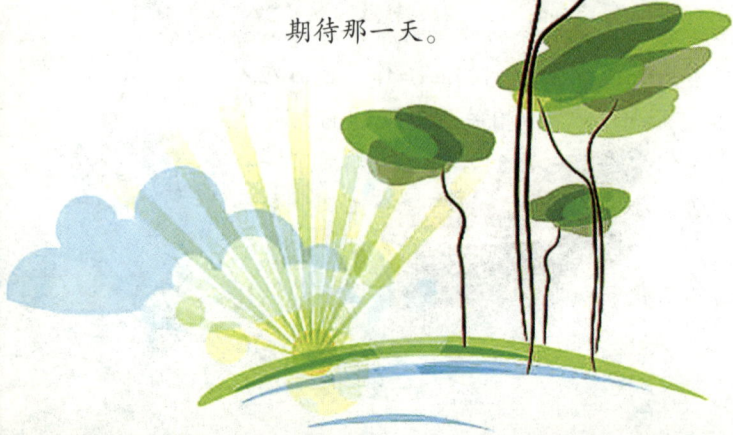

目录

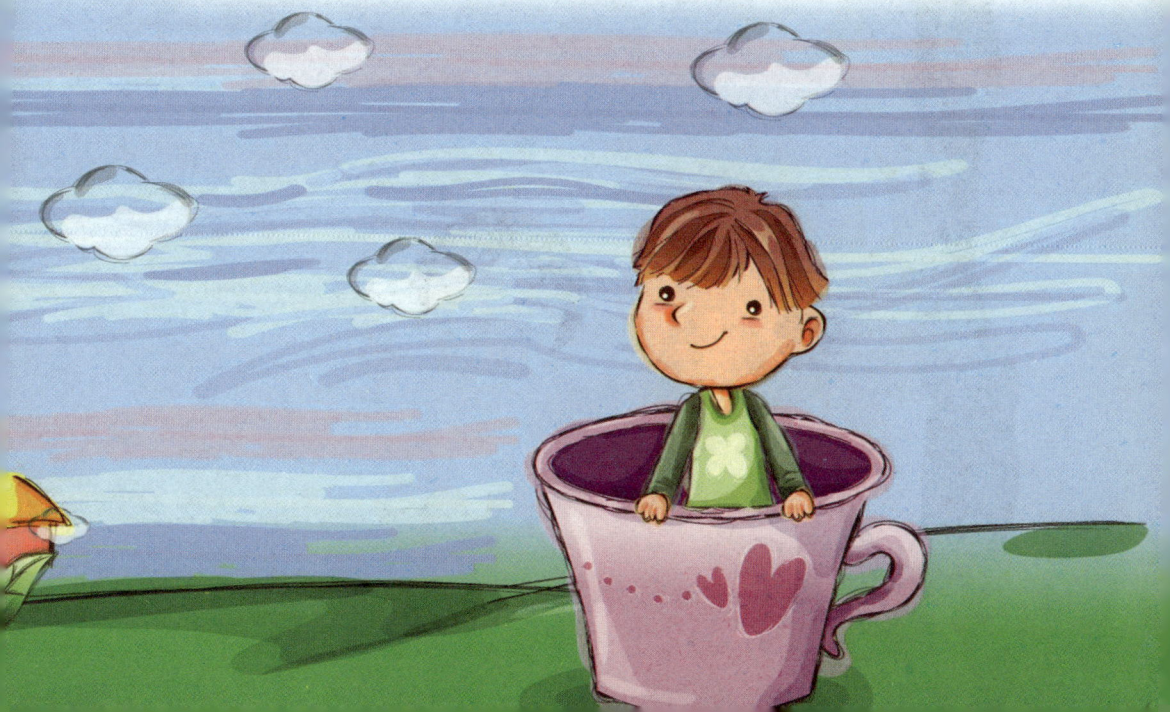

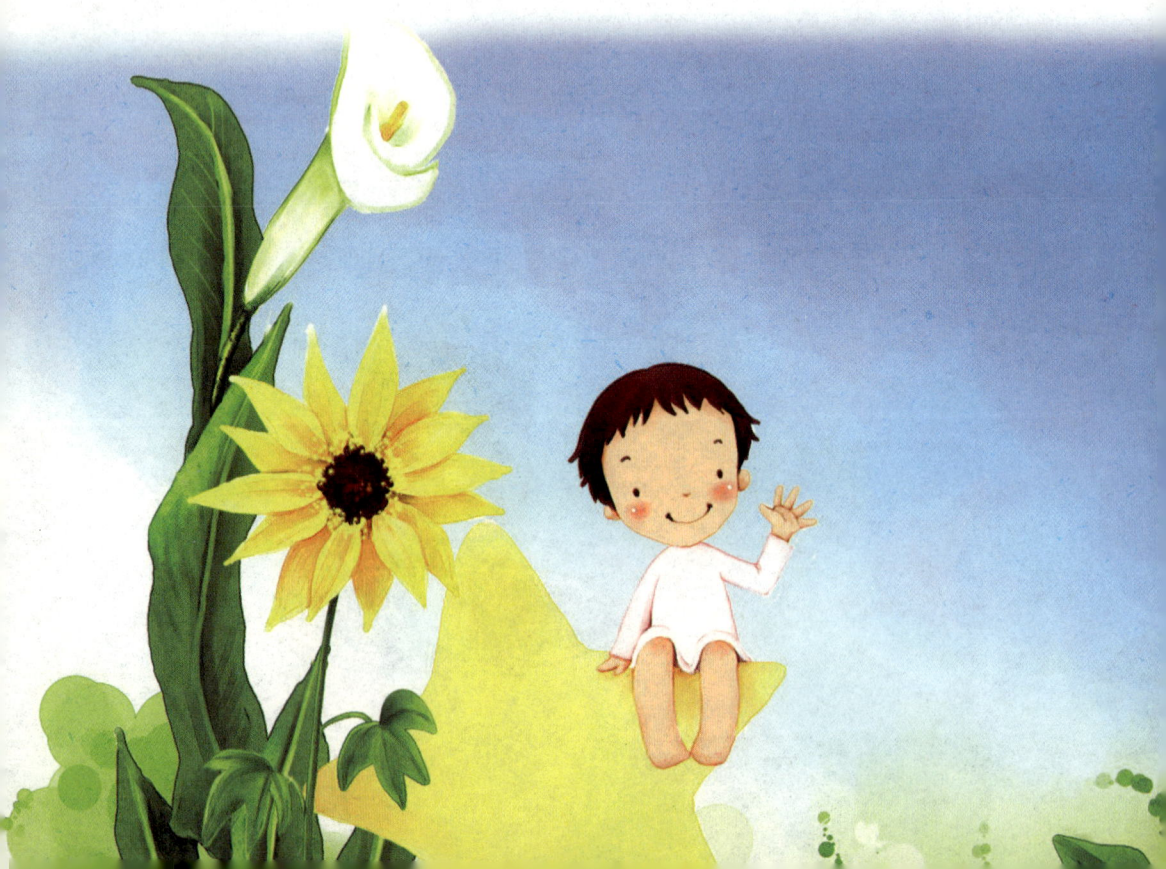

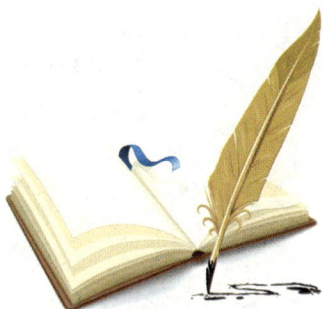

食物和肚子的关系

◎早上起床后，智智感到自己的肚子胀痛，于是他急急忙忙跑到卫生间。

◎妈妈在厨房内一直呼唤智智抓紧时间吃早餐。

◎智智走进厨房，边走边摸着自己变瘪的肚子，一脸疑惑的表情。

◎妈妈看到智智的表情后，仔细询问后便耐心地做一解释，然后他们便一起坐在餐桌旁开始吃早饭了。

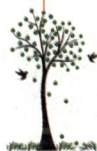

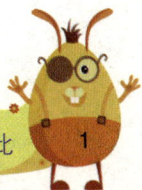

为什么我的肚子刚刚还是鼓鼓的，现在又变瘪了呢？

这是因为我们的肚子和食物之间有着十分复杂的关系。

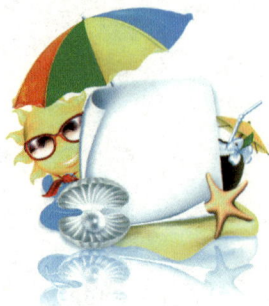

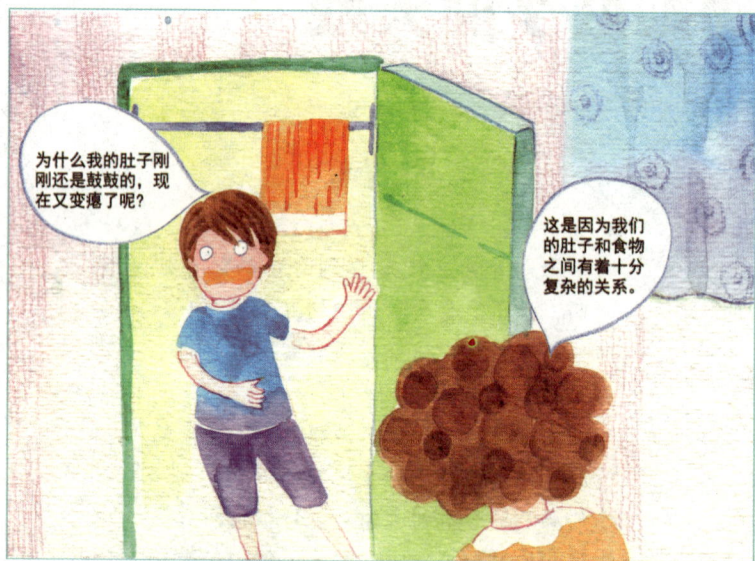

我们吃进去的食物在肚子里会经历怎样的变化过程呢？

　　人，是高级动物，也是大自然所创造的最完美的作品之一，无论是从物质或是精神层面上，人类都毫无疑问的具备了不同于其他生物的独特特征。就拿人体来说，人类的身体构造便是一个充满神秘而又富有生命活力的存在体，人体各个器官间的默契协作共同造就了人类具有开创

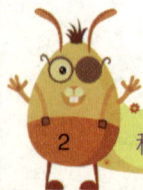

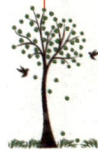

性的实践力和思想力。

俗话说：民以食为天。人类赖以生存下去的最根本的物质基础便是温饱。于是，食物或者粮食，便是时时刻刻与我们有密切联系的必备物质。我们每天吃进去的各类食物，最终是在我们的肚子里进行分解、转化和吸收的，那么这些我们吃进去的食物到底会在我们的肚子里经历怎样的过程呢？

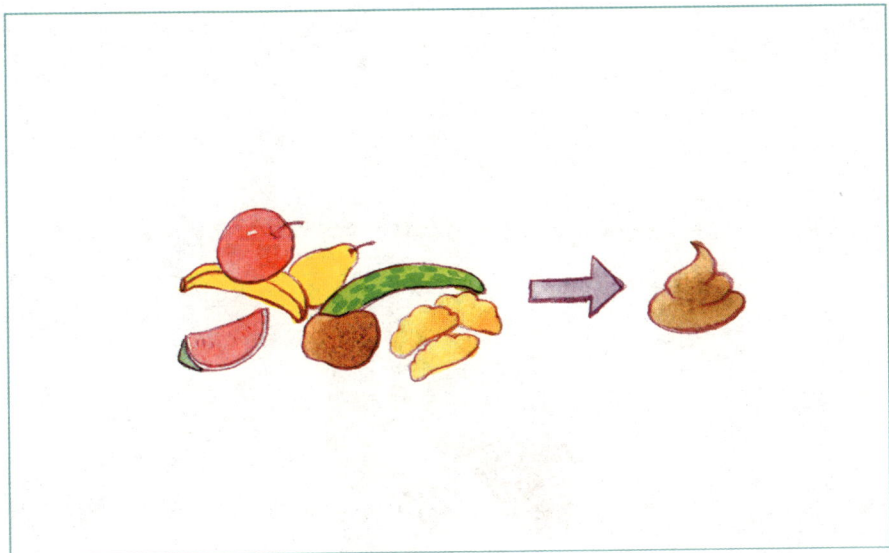

总的来说，食物在人类肚子里所经历的变化过程可以用这样一个公式来解释"分解——转化——吸收——排出"。整个变化过程可以这样来形容：当我们将食物放入嘴巴中经过咀嚼后，食物会顺着食管抵达胃部并在胃部、肝脏、胰脏等消化器官的共同作用下不断进行分解和转化，随后人体器官会选择吸收那些对人体有益的、有营养价值的、必须具备的物质，余下的那些从食物中分解出来的无用的物质便会经过弯弯曲曲的肠道，最终以便便或者尿液的形式从人体内排出。

而这也就是我们的肚子在食用食物后会变得比较鼓，而当我们去卫

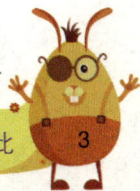

生间结束排便后它又会变得比较扁平的原因所在。

我们的肚子内部是怎样的结构呢？

　　人类的肚子内部是一个极为复杂的结构，同时也是一个分工明确、协作统一的消化系统。肚子右边从上往下依次是肝脏、胆囊、肾脏、大肠、盲肠和阑尾，左边从上往下依次是胃部、胰脏、小肠、大肠和膀胱。

　　这些器官之间有着明确的分工，它们在整个消化过程中各自担当着十分重要的作用，共同为人体及时吸收、补充必需的能量和养分，以此来保证人类正常生活的进行。

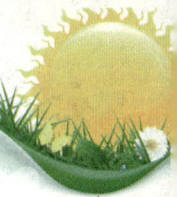

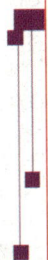

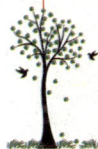

食物和肚子间有着什么样的关系？

如果要细究食物和肚子间的关系，那么我们可以用这样一个比喻来形容：食物好比原料，而肚子便是一个机器繁多、功能全备的大工厂。当原料被运输到大工厂，精细而又繁密的生产过程便开始了。大工厂的

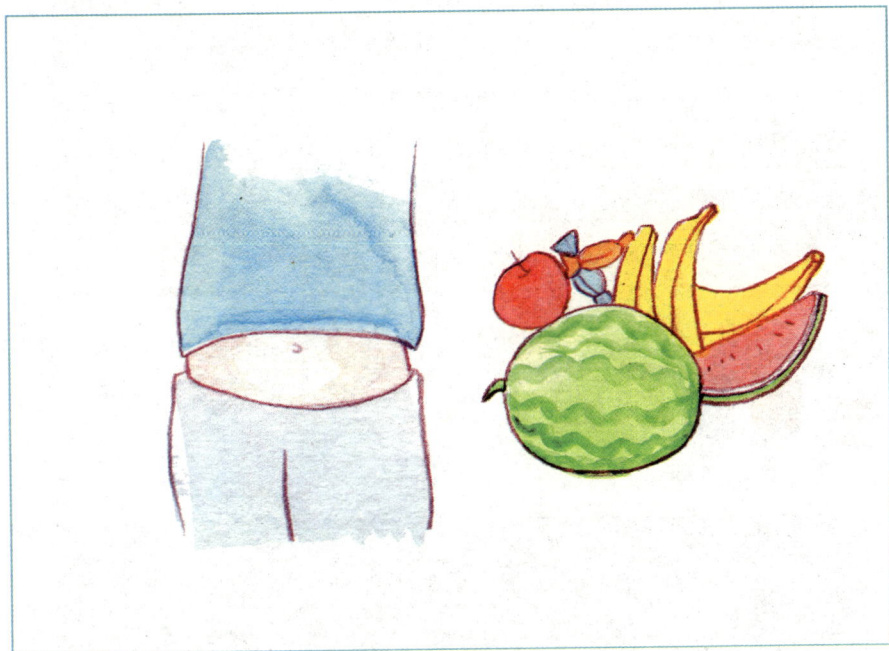

各类机器分别完成对原料的加工，一步一步有序进行，直到最后，原料变成一个个精美的成品，这便相当于我们人体从食物中所必需摄取的养分，当然了，这些产品中也有半成品和次品，它们便是人体最终排出的尿液或者便便。

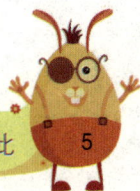

　　每天我们的身体都要吸收大量的养分来维持体内各类器官的正常运行，这便使得人们每天要摄取许多的食物来满足这一生理需求。从我们将食物送入口中的那一刻起，一直到我们将体内的废物排出，整个过程便是人体的一个消化吸收大循环，尤其是我们的肚子，看似不大，但"麻雀虽小五脏俱全"，我们的肚子是整个消化吸收进程进行的主要场所，其内部从左到右、从上到下遍布着各类器官，这些器官各自分工、相互协作来共同完成人体的这一消化过程，因此，我们所食用的食物与我们的肚子间有着十分密切的联系。

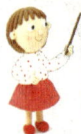

师生互动

　　学生：老师，我们的肚子里有那么多的器官，它们在整个消化食物、吸收营养的过程中是同时工作还是先后有次序进行的呢？

　　老师：这个问题比较复杂，可以这样来讲，我们肚子里的这些器官在某种程度上而言，因为其各自分布位置和功能的不同，因此在整个消化进程中，它们各自工作的时间会有一定的先后差别，但在另外一种程度上来说，这些器官的某些功能其实可以在整个消化进程中同时进行。至于每个器官各自具体的功能及内容，我们会在后续的内容中细细为大家进行讲解。

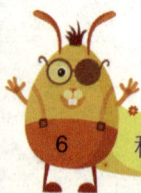

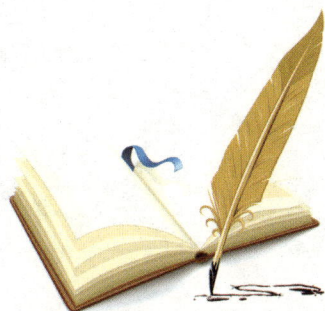

身体的"清道夫"——肝脏

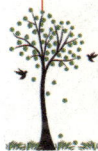

◎ 某天晚上，智智和妈妈一起看最近热播的电视剧，剧中主人公一边吃着花生一边啃着黄瓜，不久后他便晕倒了，智智惊慌地大叫道。

◎ 妈妈微笑着摸摸智智的脑袋，和蔼地解释着。

◎ 智智听后似懂非懂地点了点头。

◎ 妈妈继续微笑着耐心地对智智提起了人体肝脏的有关知识。

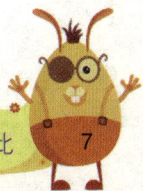

他是吃错食物了，要知道有些食物是相克的，不能同时吃，比如黄瓜和花生。

妈妈，那个人是中毒了吗？

我们体内的肝脏可是我们身体的清道夫，能够起到解毒的作用哦。

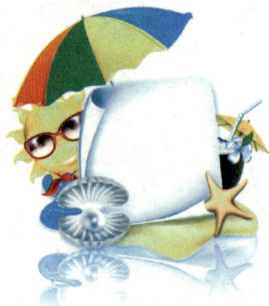

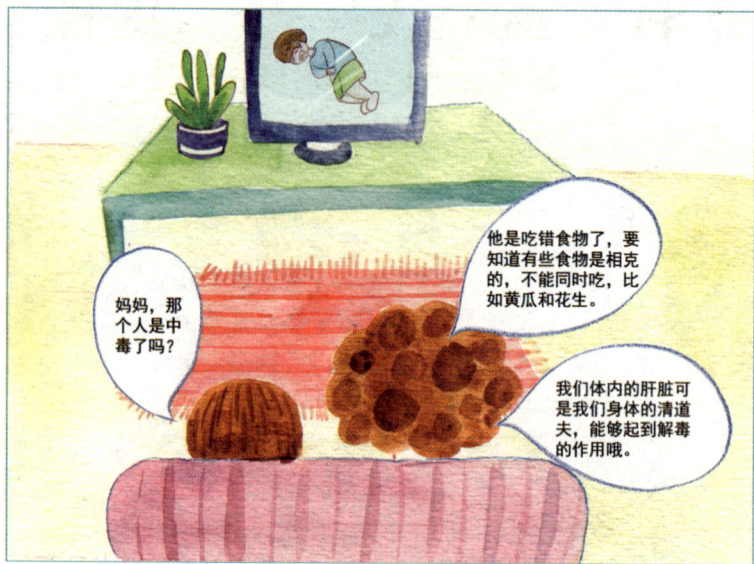

肝脏到底具备哪些功能呢，它对我们的身体到底有多重要呢？

肝脏可以说是人体体内最大的一个器官，它位于人体腹部内，在右侧横膈膜之下、胆囊的前边，整体呈现红褐色。与此同时，肝脏也是我们体内最大的一个消化腺，在整个消化系统中担当着十分重要的作用。

我们可以将肝脏视为人体内的一个巨大的具备多种功能的工厂，它

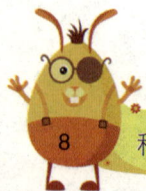

在人体内发挥着无比重要的作用，总体来说，肝脏主要具备以下三个功能：

第一，肝脏在人体的新陈代谢过程中发挥着十分重要的作用，具有很强的代谢功能，主要包括人体糖分代谢、蛋白质代谢、脂肪代谢、激素代谢和维生素代谢。这些物质都是人体正常存在所必需的营养物质，对我们的身体有着至关重要的作用，也从侧面彰显出肝脏在人体内的重要地位。

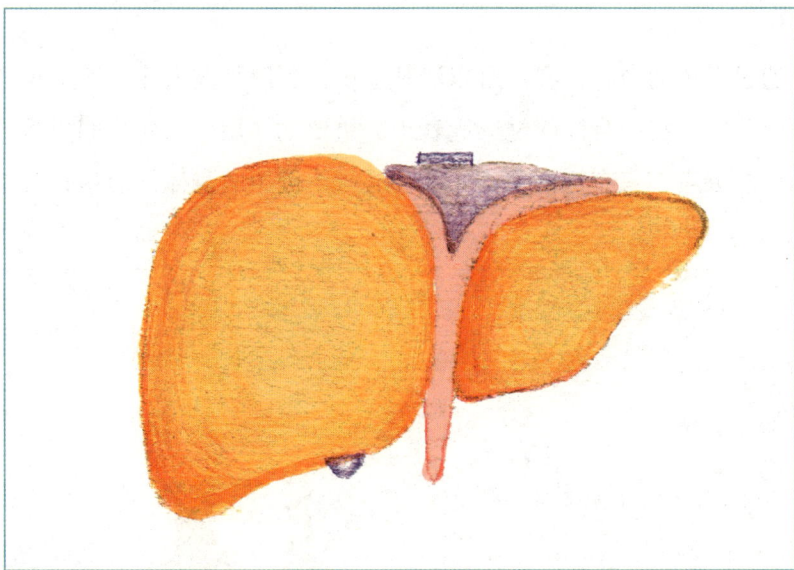

第二，肝脏具有很强的解毒功能，就好比是救治百病的良药一般。为什么肝脏会具备这样一种功能呢？最主要的原因是因为我们每天都要食用各种各样的食物，这些食物在被人体各个器官分解、代谢的过程中会产生一些对身体有害的物质，同时我们经常食用的药品等物质也会在分解代谢后产生一些有害物质，为了维持我们身体的健康，肝脏会将这些有害物质分化并从人体排出，而这便是肝脏的解毒功能。

第三，我们都知道血液是人类的生命之本，我们的身体正是靠着鲜活的血液才能得以正常运行，而我们的肝脏也有着十分显著的凝血功能，可以这样说，人体内绝大部分的凝血因子都是肝脏制造的，它在人体凝血、抗凝这两个系统中发挥着无比重要的平衡调节作用。

除此之外，肝脏还具备生成胆汁的功能和较强的免疫功能，它能够吞噬、消除人体内存在的各种抗原，时时刻刻维持人体处在健康的状态。

生活中哪些坏习惯会对我们的肝脏造成损伤呢？

通过上述的内容，我们可以清楚地认识到肝脏在人体内所承担的重大职责，它对我们身体的健康起着十分重要的作用，因此我们要重视个人的肝脏健康，只有这样我们才能拥有一个健康的身体。但是日常生活

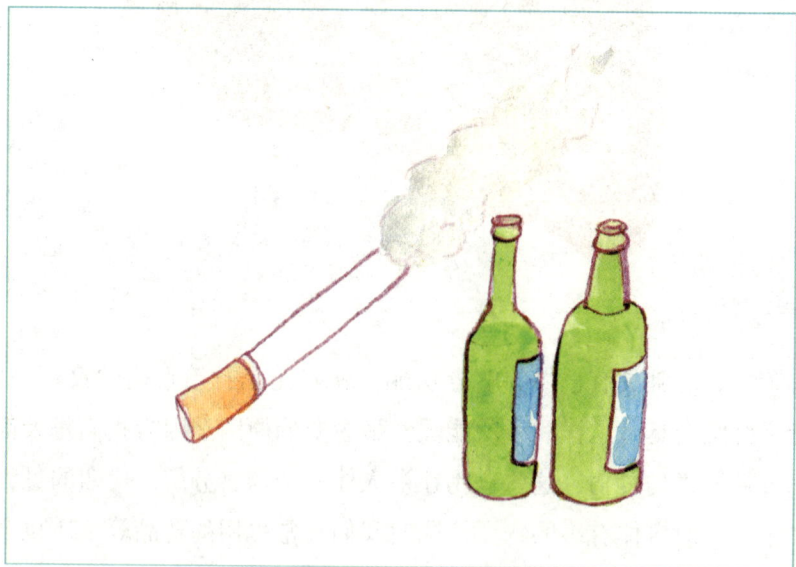

中，总是有一些不好的坏习惯会影响我们的肝脏健康甚至会导致我们的身体发生病变。

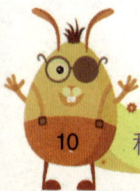

最直接的一个坏习惯便是经常性的过度饮酒，这一现象在当代这个飞速发展着的社会中是十分常见的，尤其是对一些商业人士而言，喝酒成了他们谈生意签合同的必要手段，此外家人亲朋的聚会上，敬酒喝酒也成了一项必不可少的聚餐内容，可以说现代人总是习惯去用喝酒来完成他们的社交活动。但是我们都知道，酒精对人体的伤害非常大，经常性的饮酒可能会造成身体某些功能的退化，尤其是对我们肝脏的伤害，更为严重。

另外一个坏习惯便是饮食不规律不健康，比如有些人十分爱吃油腻辛辣的食物，有些人喜欢吃杂七杂八的夜宵，有些人喜欢每天大鱼大肉地胡吃海喝……这些不规律不健康的饮食习惯，都会对我们的身体造成十分严重的后果，尤其是肝脏。

如何做才能更好地保护我们的肝脏呢？

既然我们知道日常生活中存在着这么多对我们的肝脏不利的坏习惯，那么我们就十分有必要去了解该做些什么来更好地保护我们的肝脏，得到科学的生活习惯和健康的身体。

想要保护我们的肝脏，就必须要了解我们的肝脏需要什么？要知道，肝脏是储存人体维生素的大仓库，其中维生素 A 能够起到抗肝癌的作用，它能够保护我们的肝脏，因此我们要保证每天摄入足够量的维生素 A。如何实现这一目的呢，这就需要我们多吃一点饱含维生素 A 的食物，如胡萝卜、番茄、菠菜等等，与此同时我们也要注意饮食过程中的营养平衡，不能偏食挑食，要多吃蔬菜、瓜果等富含维生素和矿物质的食物，同时也要多吃鱼、鸡蛋、牛奶等饱含蛋白质的食物。

此外，我们还要注意饮食卫生，要形成良好的生活作息时间，按时睡觉，早睡早起，保证每天充足的睡眠时间，同时也要戒烟戒酒，改变不好的生活习惯。如果出现身体不舒服的情况，一定要及时去医

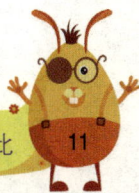

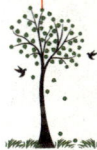

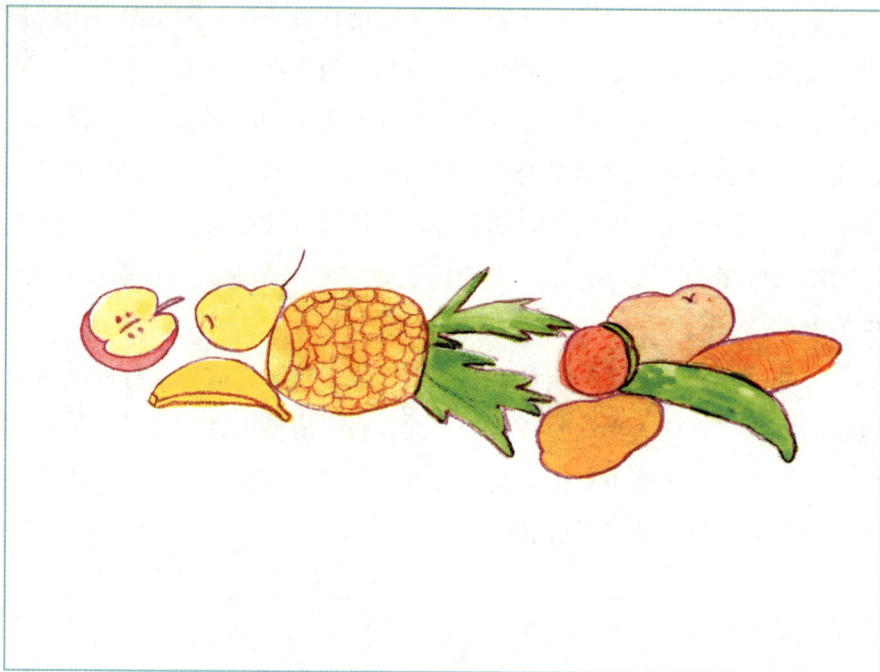

院看医生，千万不可自己胡乱吃药，因为这会对我们的身体造成更大的伤害。

小链接

要知道，看似功能强大、无所不能的肝脏其实是很脆弱的。医学界的研究就曾表明，人体肝脏很容易患上肝炎、肝癌和肝硬化等疾病，这些疾病名称在我们的日常生活中经常听闻。在这些疾病中，最严重的便是肝癌，其是癌症的一种，一旦患上肝癌，人的生存几率便会变得很小，肝癌的发病速度十分快，早期不会出现十分显著的病症，这也是其可怕的地方，

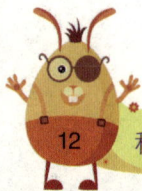

就像是一个隐形的杀手，肝癌能够杀人于无形中。因此日常生活中，我们一定要对自己的肝脏健康和身体健康给予及时的关注，养成良好的生活习惯，避免这类疾病的发生。

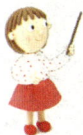

师生互动

学生：老师，您提到经常性过度饮酒会对我们的肝脏健康产生不好的影响，那么抽烟也会如此吗？

老师：这个问题问得很好！抽烟也是现代社会常见的一种不健康的生活习惯，与喝酒一样，抽烟也被视为是人际交往的一个有效手段，但隐藏在这背后的却是二者对我们肝脏和身体健康的严重损害，更为严重的是，抽烟与肝癌之间有着某种关联性，所以，为了我们的肝脏健康，为了我们的身体健康，必须要戒烟戒酒，养成健康的生活习惯。

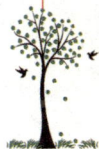

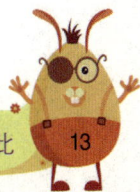

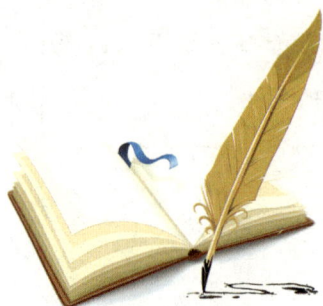

"血液储存室"——脾脏

◎ 生物课上，老师指着投影仪上的一个人体器官问道。

◎ 智智摸着脑袋，思索了半天后开口答道。

◎ 老师听后笑了笑，重新指着投影仪上的那个器官说道。

◎ 说完后，老师转过身来面向同学们，继续讲解到。

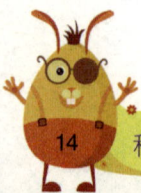

> 同学们，知道这个器官叫什么名字吗？

> 智智，这个器官不叫肝脏，但是它和肝脏对人体有着同样重要的作用。它叫脾脏。

> 老师，这是人体内的肝脏吗？

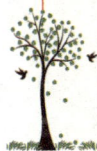

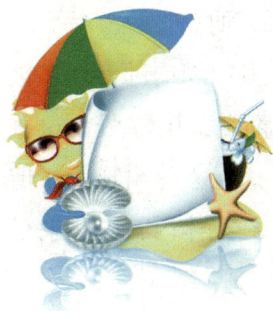

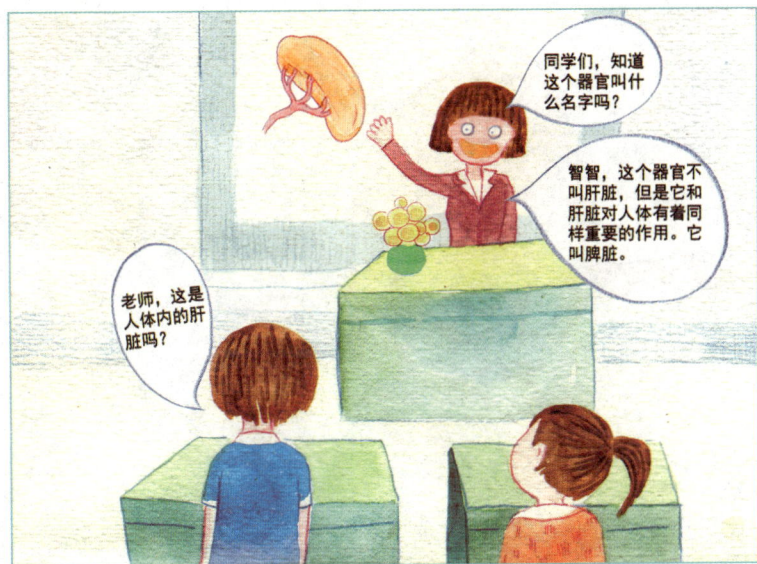

人体内的脾脏有哪些对我们身体有益的功能？

　　脾脏是人体内最大的淋巴器官，位于人体左上腹内，深居于肋弓之后，颜色呈暗红色。脾脏内部可以分为红髓和白髓，其中红髓的功能主要是用来对血液起到过滤和储存作用，而白髓的主要功能则是用来抵抗外来微生物对人体的入侵和感染。与肝脏类似，脾脏在人体内有着非常

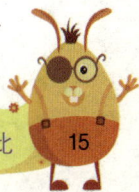

重要的作用，同时也在整个人体消化系统中扮演着十分灵活的角色。

简而言之，脾脏的主要功能可以分为以下三个方面：

第一，脾脏相当于是人体储存血液的大仓库，其组织内部有许多被称为"血窦"的结构，人体内的一部分血液平时都是集中停留在这些血窦中的，因此脾脏的第一个功能便是储存血液。一旦人体出现失血情况时，这些血窦会不断收缩并将其储存的血液释放到人体内，以此来尽可能地补充人体流失的血液。

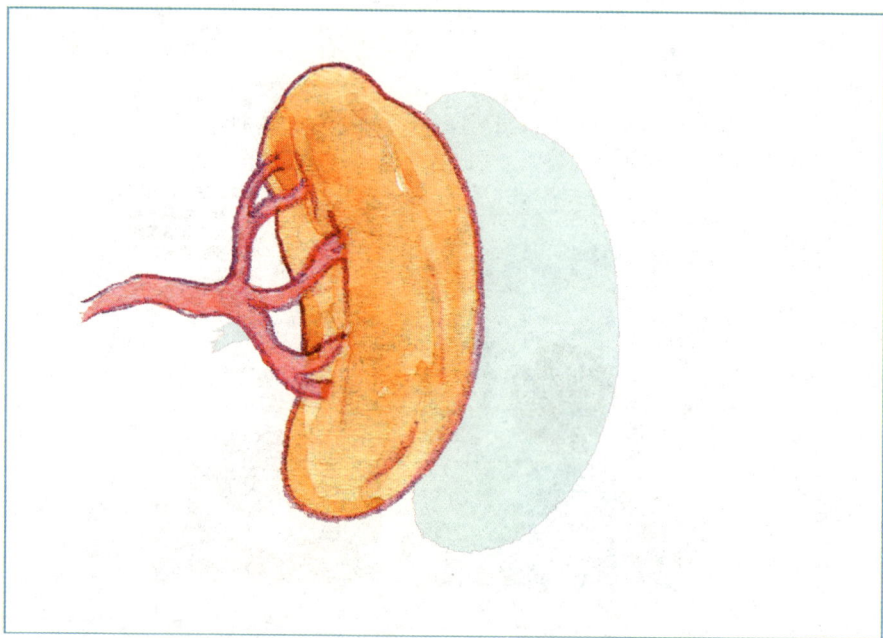

第二，除了储存血液外，脾脏还有一个功能便是过滤血液。脾脏好比是一台"过滤器"，在血液循环中担当着十分重要的作用。当人类血液中出现细菌、异物以及抗原等杂质时，脾脏内的巨噬细胞和淋巴细胞便会吞噬这些杂质，以此来保证人体血液的纯净。

第三，脾脏不仅能够储存和过滤血液，还能够起到免疫作用。人体

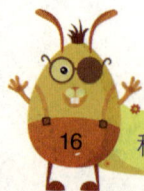

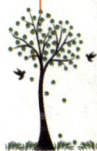

内的脾脏能够制造出类似免疫球蛋白这一类的免疫物质，从而在人体内发挥一定的免疫作用，保证人身体的健康。

常见的脾脏疾病有哪些？

跟肝脏一样，人体的脾脏也是一个需要我们加以爱护和保养的器官，如果我们不能很好关注自身的脾脏健康，很有可能会引发一些与脾脏相关的疾病，从而导致我们的身体健康出现较大的问题。

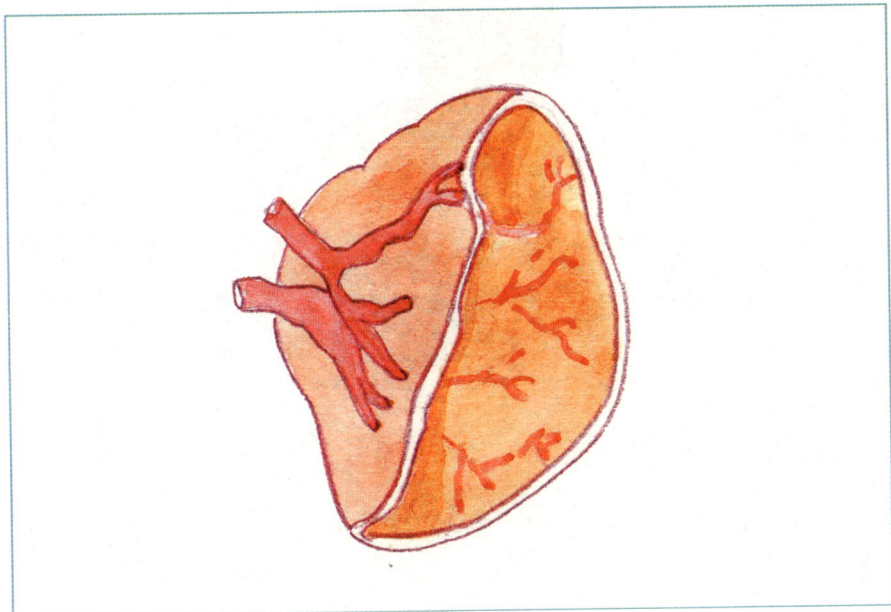

脾脏自身有可能出现的疾病并不是很多，主要包括脾肿瘤、脾大以及脾破裂等疾病。除此之外，人体内其他器官和系统的一些疾病也很有可能引发脾脏自身的变化，从而导致脾大这一疾病发生，比如与我们肝脏相关的肝硬化、肝癌等其他疾病，就很有可能造成脾大，此外还有一些发生在血液中的疾病也会导致脾大，如血液中血小板的减少、白血病等等。

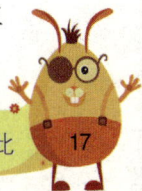

什么是脾大疾病？

所谓脾大，是脾脏疾病的一种。一般来讲，人们的脾脏一般是不能够从人体肋下被触碰到的，当人处于仰卧或右卧的姿势时，如果能够用手摸到自身脾脏的边缘，那么这极有可能是脾大这一疾病。

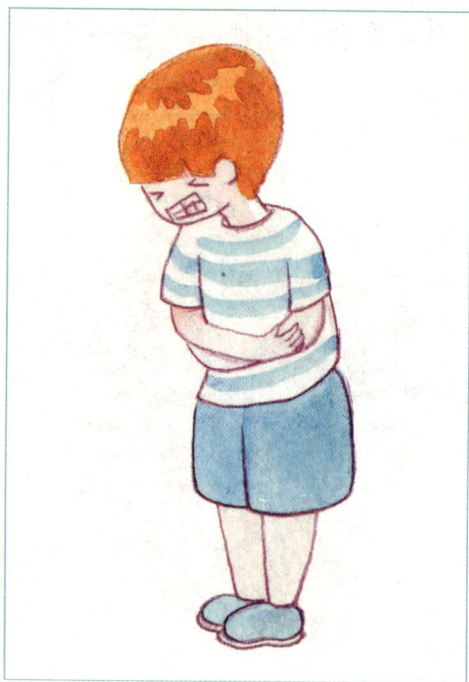

造成脾大的原因十分复杂，最常见的是由于人体感染各种疾病而导致的感染性脾大以及增生性脾大等等。不同的人患上脾大这一疾病，其病理表现症状也是各不相同的，这是因为每个人的个人体质不同，而且导致其各自患上脾大的原因也各不相同。最常见的脾大症状主要包括贫血现象的出现、肝脏以及淋巴结发生肿大、身体出现水肿现象以及各类皮疹等等。总而言之，一旦发现脾大疾病，就应该马上去医院就诊，做

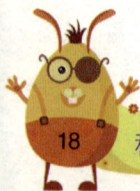

更为详细和全面的检查与治疗。

如何做才能更好地保护我们的脾脏？

脾脏在人体内有着举足轻重的地位和作用，它既是人体消化和吸收过程中不可缺少的一个必要环节，又是储存和过滤人体血液的大仓库，因此，如何更好地保养我们的脾脏，是每个人都应该学习的知识。

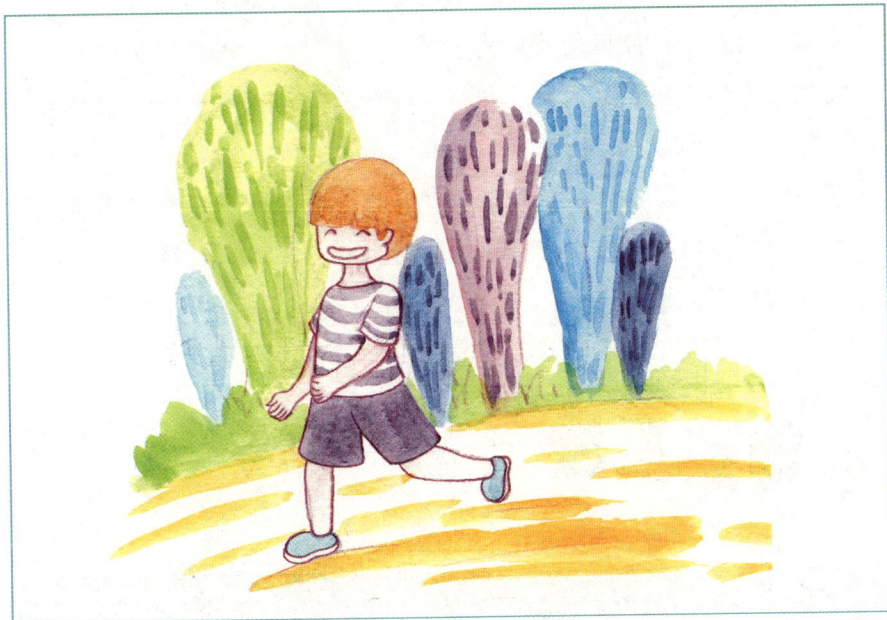

最基本的做法，便是从我们日常的生活习惯和饮食习惯入手，平时多做做有益健康的体育锻炼，多去户外走走，多感受大自然的清新空气和鲜活的生命力，同时也要注意日常饮食的健康和规律性，不能暴饮暴食，不能挑食偏食，要多吃些有营养价值的食物，比如多吃点蔬菜水果以及有营养的肉类食品，保证身体每天能够摄入足够的养分。

总之，只有脾脏保持在一个健康的状态，我们身体内的消化系统才能正常运行，我们的血液也会正常流动，我们的身体才能以一个健康的状态去迎接每一天的阳光。

小链接

　　由于我们每天进食各种各样的食物，我们的体内会产生非常多的杂物，有些甚至是对我们身体健康有害的物质，因此我们要在平时多做运动，帮助我们的脾脏来将这些杂物排出。运动最佳的时间段应该是我们进食结束半小时后，因为这个时候是体内食物转化吸收的阶段，那些不能被身体吸收的食物会转化为身体内的杂物，所以我们要在饭后多走动走动，通过这种缓慢的运动来帮助我们的脾脏更快地消化食物，更快地排出杂物，此外我们还可以在饭后1个小时后吃点苹果，这样也会加速我们体内的排泄进程。

师生互动

　　学生：老师，听您讲了与脾脏有关的几种疾病，其中脾大这种疾病对人体的危害是什么呢？

　　老师：脾大是脾脏疾病中最为常见的一种，其对人体健康有着十分严重的影响和危害。简而言之，脾大这类疾病对人造成的最明显的危害是人体容易出现贫血、水肿以及各类皮疹等，此外还会对其他身体器官造成影响，如肝脏上的一些疾病等。

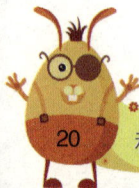

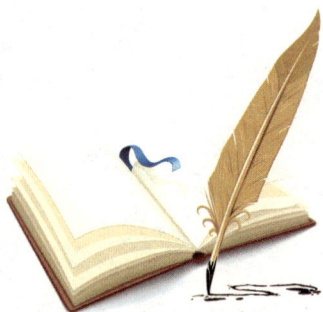

食物"加工厂"——胃部

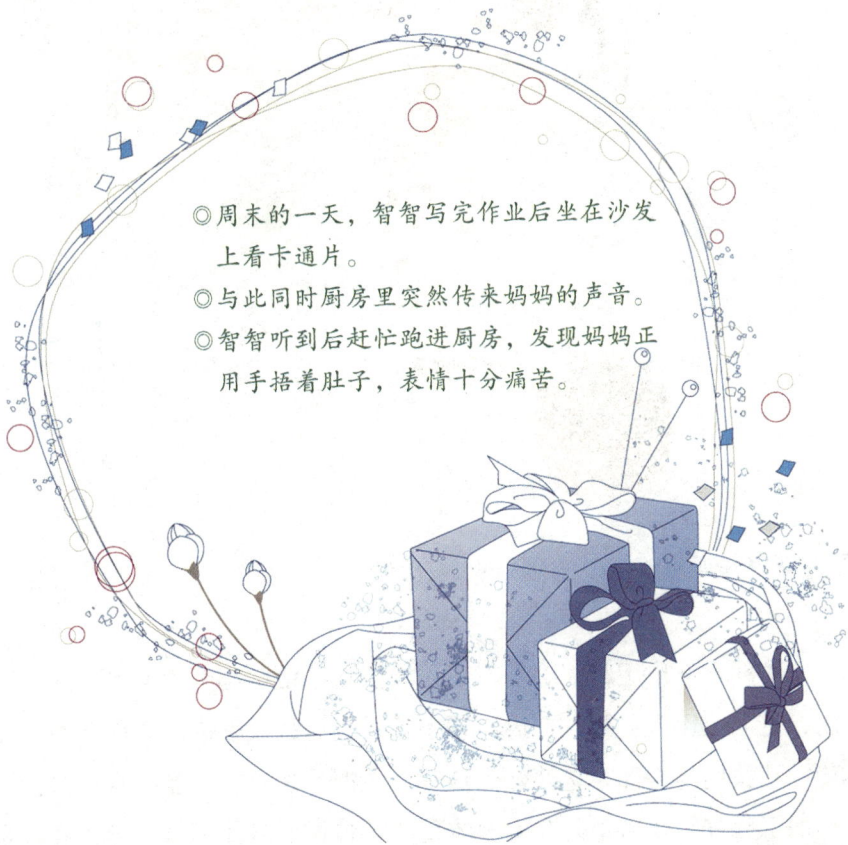

◎周末的一天，智智写完作业后坐在沙发上看卡通片。

◎与此同时厨房里突然传来妈妈的声音。

◎智智听到后赶忙跑进厨房，发现妈妈正用手捂着肚子，表情十分痛苦。

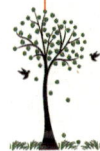

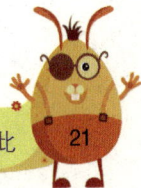

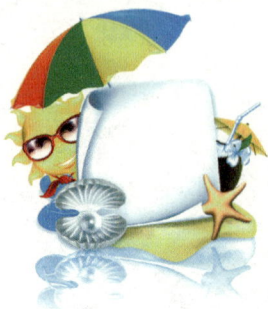

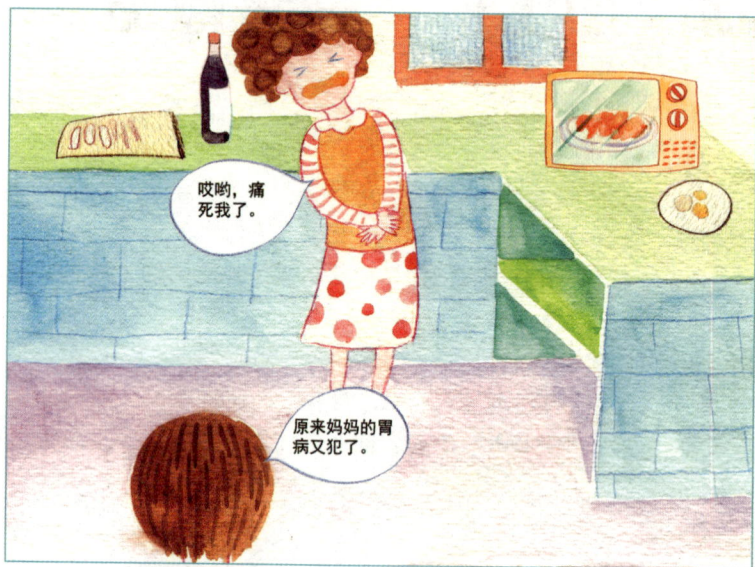

胃部的作用和功能有哪些?

　　人体的胃部位于腹腔上部,在人体消化系统中起到承上启下的重要作用,它上边连着食管,下边连着小肠,我们每天吃进去的食物通过食道传输到我们的胃部,它就好比是一个大型的加工厂,能够对这些食物进行加工与分解。由于每个人的体型以及整体的身体素质差异,其各自

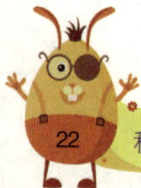

的胃部形态和大小也都各不相同，但胃部对每个人的实际功能和作用却是一致的。

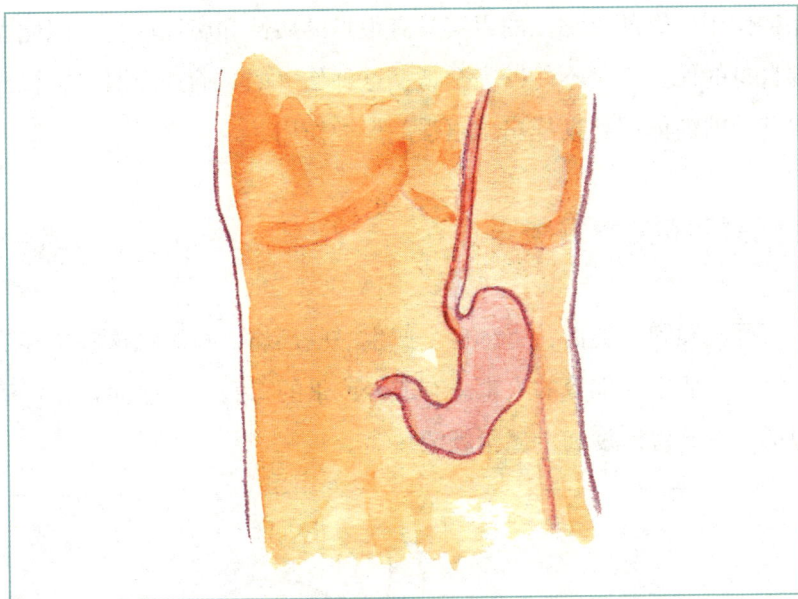

总的来说，人体胃部所具备的功能和作用大致有两个，一是较强的消化功能，二是对我们身体的保护功能。

先来说说胃部的消化功能。我们都知道，食物经过食道运输抵达我们的胃部，继而胃部会对这些食物进行加工，将大块的食物磨成小块以便我们的身体更好地吸收这些食物中的营养物质。那么我们的胃部到底是如何将这些大块的食物磨碎的呢？秘密就在于胃液，胃液是胃部内分泌出的一种液体，具有很强的酸性，能够很快地将胃里边的食物消化掉。但是有一点不得不提，那就是胃液除了能够消化食物外，它还会对我们胃壁产生一定的损害作用，因为它的酸性很强。不过我们的胃部有着很强的再生修复能力，所以胃液的这个负面作用并不能对我们的健康造成太大的损害。

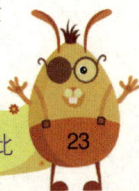

再来说说胃部的保护功能。所谓胃部的保护功能，其实就是我们上边已经谈及的胃部再生修复能力，但除了这个再生修复能力外，胃部的保护功能还有另外两点内容，分别是胃黏膜的保护作用和胃壁上糖体层的保护作用。胃部分泌出的胃液具有很强的酸性和腐蚀能力，因此光靠胃部自身的保护力是不能够完全抵挡这种伤害的。而这个时候，胃黏膜和胃壁上的糖体层就发挥出了很强的保护作用。

常见的胃部疾病有哪些？

与肝脏和脾脏类似，胃部也会产生一些疾病，我们将这些疾病统称为胃病，生活中大部分的人都患有或轻或重的胃病，一般而言，胃病主要包括胃炎、胃溃疡和十二指肠溃疡。

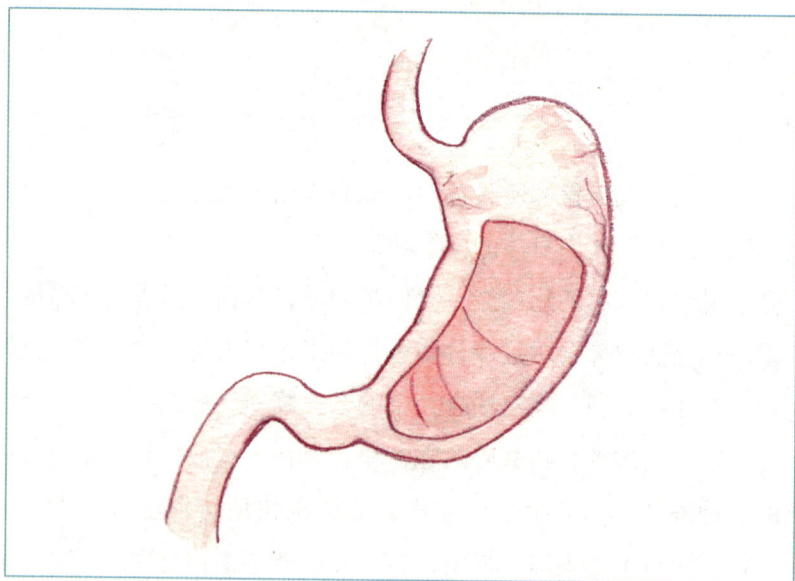

人们患上胃病是由很多因素造成的，既包括个人体质差异与个人生活习惯的影响，也包括外界环境的影响等，如饮食习惯、环境因素等

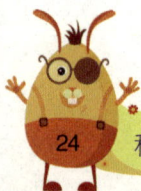

等。其中，个人生活习惯是造成胃病发生的一个主要原因，不健康不科学的生活习惯，如过度饮酒、不规律饮食和不规律作息等等都会对我们的胃部造成很大的伤害。

如果不幸患上了胃病，人的身体会出现很多不良反应，诸如恶心呕吐、食欲降低、胃部疼痛等等症状，甚至是会出现大小便含血的严重问题，因此我们一定要重视个人的胃部健康问题，从饮食、生活习惯做起，保护我们的胃部健康，避免胃病的发生，只有这样我们才能拥有健康的好身体。

日常生活中我们应该如何养胃？

既然胃部对我们有着如此重要的作用，我们就应该在日常生活中注意胃部的保护措施。大体而言，日常生活中我们可以从以下几个方面着手去养胃：

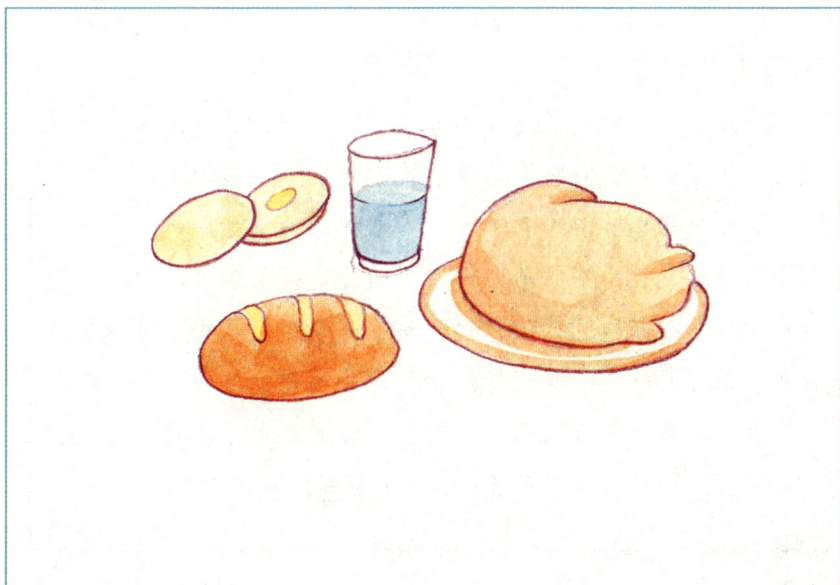

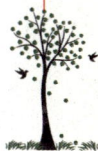

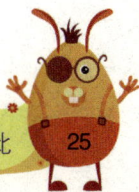

首先，从饮食角度而言，我们要改变以往不健康的饮食习惯，不喝酒不抽烟少吃油炸、辛辣等刺激性食物，养成合理的饮食习惯，在进食过程中要做到细嚼慢咽，饭前喝杯温开水，以此来保证我们的胃部获得足够的空间和时间去消化食物。

其次，从生活习惯角度而言，我们要合理安排自己的作息时间，按时休息，不熬夜，保证自己的身体每天都能获得充足的休息，同时也要规律自己的饮食时间，做到一天三顿饭定时定量，不能破坏身体原有的生物钟。

最后，日常生活中我们也要多做点体育锻炼，适度的体育锻炼不仅能够增强我们的身体素质，还能够提升我们自身的免疫能力和抗病能力，从而降低疾病发生的可能性。此外我们还要注意自身保暖，这是由于胃部对温度有着比较敏感的反应，因此我们要在平时做好胃部保暖措施，防止胃部着凉。

小链接

胃部疾病会对我们身体的健康状况造成很严重的影响，严重者，甚至会对我们整体的健康状况产生负面影响。因此我们一定要在日常生活中注意个人的胃部健康问题，以此来预防胃部疾病的发生。倘若你不幸得了胃病，那也不能自怨自艾，而是应该更加积极地进行治疗，及时就医诊治，与此同时也要从饮食上做好调整，不再经常性食用那些油炸、辛辣、生冷的食物，每次进食时努力做到细嚼慢咽、规律饮食。只有这样我们才能获得一个健康的胃部环境，拥有良好的身体素质。

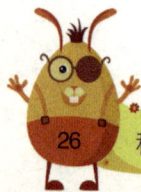

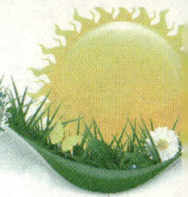

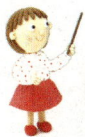

师生互动

　　学生：老师，您说过胃部像个"加工厂"，能够对我们吃进去的食物进行消化和分解作用，那有没有哪些食物是我们的胃部不能很好消化的呢？

　　老师：胃部并不是万能的，它也有不能很好消化的食物，比如那些油炸类食品、辛辣的食物、巧克力等等，这些食物相对于其他食物更加难消化一点，因此在日常的饮食中，我们应该多加注意不要过多地食用这类食物。

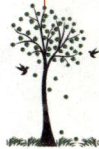

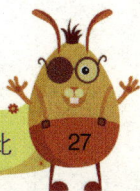

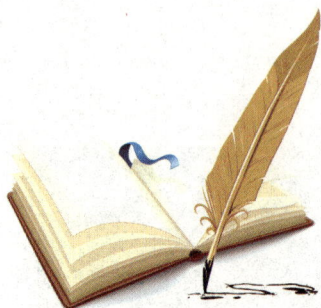

什么是胃溃疡

◎老师正在课堂上为同学们讲解有关胃部的知识。

◎智智听后，举手提问道。

◎老师听后点了点头，转过身来认真地说道。

◎同学们听后，都十分担心，老师继续对大家讲道。

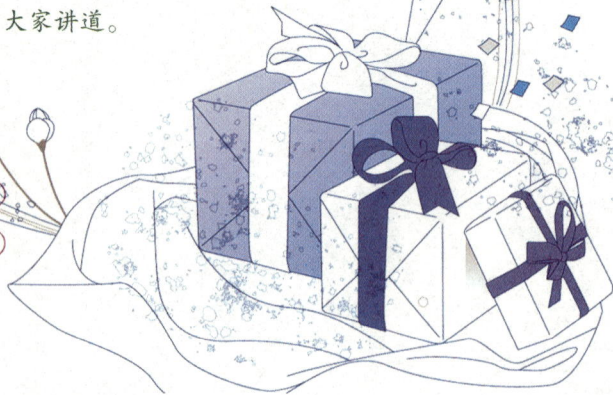

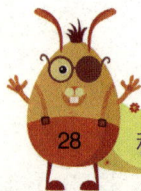

同学们，老师在黑板上面画的这个器官便是对我们身体有着十分重要作用的胃部。

丽丽得的是胃溃疡，是胃病的一种，大家别担心，丽丽已经好多了，正在医院治疗，过一段时间就可以回课堂了。

老师，前段时间丽丽突然胃痛去了医院，到现在都还没回来呢？

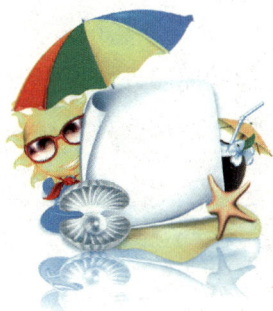

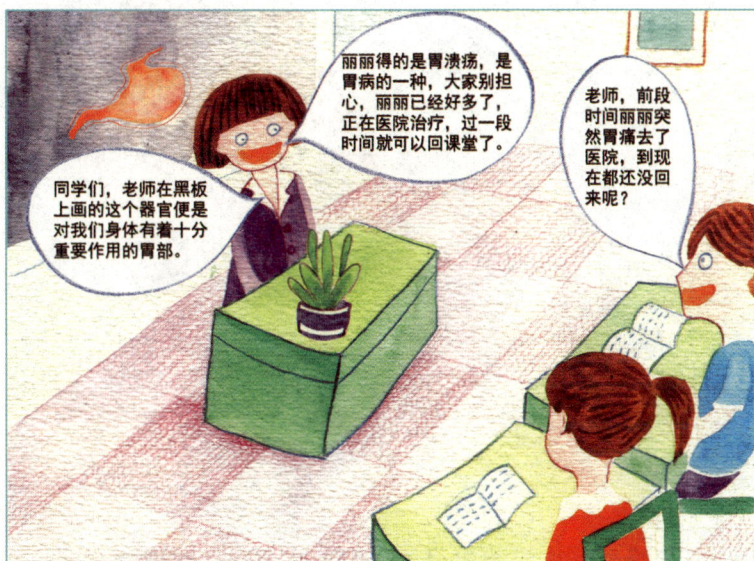

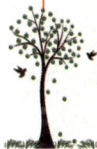

什么是胃溃疡？

胃溃疡是胃病的一种，是指胃黏膜被胃部消化液自身所消化后而造成的超过胃黏膜肌层的组织性损伤，同时胃溃疡也是一种比较常见的多发性疾病。在现代社会中，由于工作压力、环境影响以及个人心理精神层面的压力和不规律的生活习惯等，人们很容易患上胃部的疾病，其中

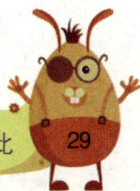

胃溃疡便是常见的一种。

导致胃溃疡产生的原因，除了刚刚所提到的现实外界环境的影响、个人自身作息、饮食习惯方面的问题以及药物等方面的原因外，最主要的原因是由于胃部内部所受到的损伤，即胃酸，它在胃溃疡这种疾病的

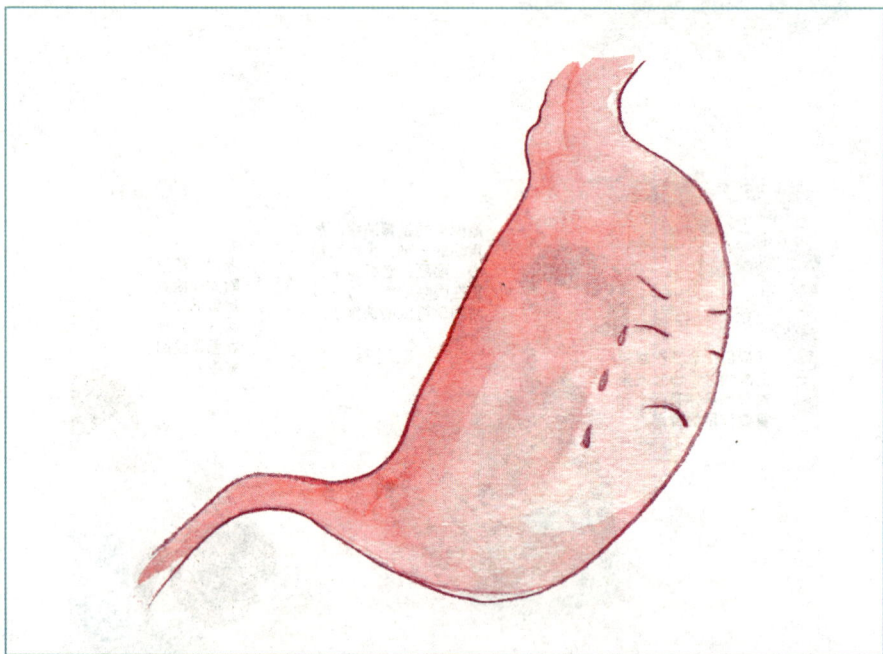

形成过程中有着至关重要的作用。我们都知道胃酸对胃部有着一定的伤害作用，而胃部自身有一定的修复能力和保护能力，这使其能够抵抗胃酸对胃壁造成的侵蚀。但是如果胃部的这种修复和保护功能被损害了，那么胃酸就有可能逃过这层阻碍前进的保护屏障，对胃壁造成一定的侵蚀，从而导致胃溃疡的形成。

如果得了胃溃疡疾病，人体会表现出一定的不适，如胃痛腹痛，恶心呕吐，食物不振等，严重的情况下，还会出现胃部出血、穿孔等并发症。

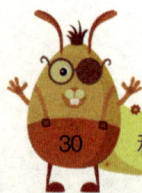

那么我们该如何判定自己是否得了胃溃疡呢？最基本的一个做法便是当自己感到胃部有不适现象出现时，我们就应该及时去医院就诊，在医生的帮助下，利用先进的医疗仪器和设备来对自己的胃部健康有一个全面而详细地检查，防患于未然。

治疗胃溃疡疾病的方法有哪些？

现代医疗科技的飞速发展，为我们提供了诸多的先进仪器和设备来帮助我们检查预防和治疗我们身上的各类疾病。倘若患上了胃溃疡，那么我们应该及时前往医院做进一步的治疗，不应自己乱吃药，因为这很有可能会加重你的病情，甚至对身体的健康造成负面影响。

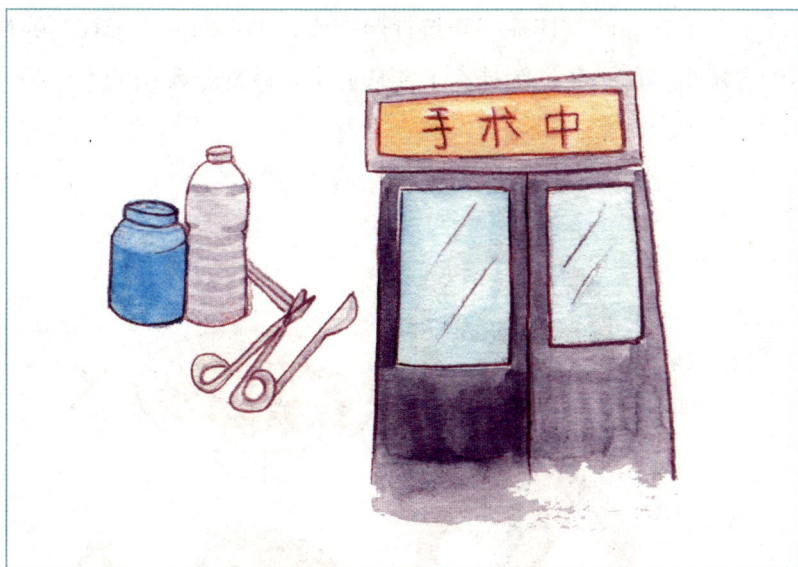

对于胃溃疡这类疾病的治疗方法，目前最常用的方法主要有以下两种：

第一，最普遍的药物治疗法。有病要吃药，但不是乱吃药。对于胃溃疡的药物治疗法，我们一定要在医生的指导下正确服用药物，以此来达到治愈或者控制病情的目的，同时也可以更好地预防病情复发，避免一些并发症的出现。

第二，采用手术治疗方法。这是现代医学中最常用的治病之法，但一般都是针对疑难杂症、大病而言。对于胃溃疡这类疾病而言，目前医疗界的救治水平已经相当成熟了，因此一般性的溃疡根本不需要采用手术治疗的方式，普通的药物治疗就能起到很好的治愈效果，反而开刀动手术显得有点麻烦和不必要了。但是如果胃溃疡疾病特别严重，药物不能起到治疗和控制的效果，比如出现胃部大出血、穿孔等严重症状时，就必须采用手术治疗方法了。

为了预防和治愈胃溃疡疾病，日常生活中我们应该在饮食上注意哪些问题？

医生会根据你的具体症状来选择药物或者手术的方式来控制病情并最终治愈疾病。但是我们为什么不能从源头上就杜绝疾病的发生呢？这

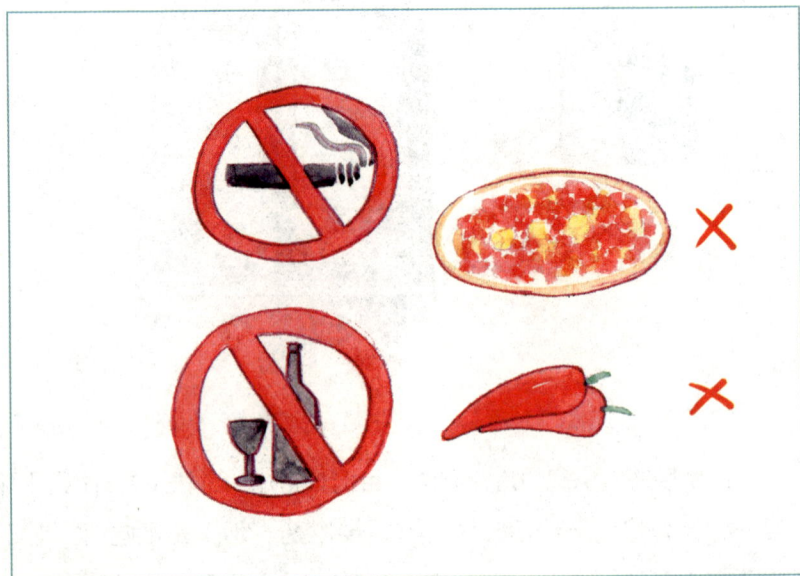

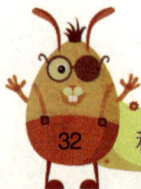

样一来我们就不用再遭受药物或者开刀的痛苦了。因此，我们要从日常生活中做起，预防胃溃疡的发生。

常言道：病从口入，要想避免患上胃溃疡，我们就必须从个人饮食问题上着手，养成良好的生活习惯，按时作息，规律饮食，保持健康而合理的生活规律。

具体来说，我们要戒烟戒酒，因为烟酒会对我们的身体健康造成非常严重的负面影响，此外我们还要避免过多地吃一些辛辣生冷的刺激性食物，如烧烤、咖啡等。同时还要少吃点甜食，如冰激凌等，也要少吃一些味道过酸的食物，因为我们胃部的内部环境本身就是酸的，因此我们要尽量减少酸性物质的摄入。

小链接

胃溃疡是胃病的一种，一般的胃溃疡我们可以采用药物治疗的方法，但是对于严重的胃溃疡，可能药物治疗就不是那么有效了，这个时候就需要我们通过手术来治疗了。这是因为严重的胃溃疡疾病通常会诱发一些并发症，这些并发症主要包括：

出血：当胃溃疡严重到一定程度时，会导致溃疡周边的血管破裂，从而出现出血的现象；

穿孔：是指当溃疡抵达胃肠道的浆膜层时，其最外面只剩下像纸片一样薄薄的一层，这种时候就会很可能出现急性胃肠道穿孔的症状。

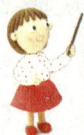

师生互动

　　学生：老师，除了在饮食上多加注意外，我们还能做些什么来预防胃溃疡？

　　老师：除了在饮食上多加注意外，我们还可以在平时加强自身的体育锻炼，增强体质，提升自身的免疫能力，以此来抵抗疾病的侵袭。另外，我们也要注意自身情绪和心态的调整，平时注意多给自己一些时间去休息，防止过度劳累。要给自己制定一个健康合理的生活作息时间。

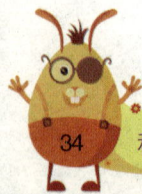

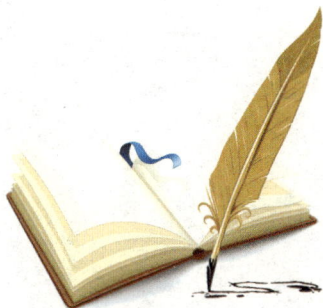

胃癌叫人痛不欲生！

◎智智从爸爸口中了解到一个噩耗，爷爷得了癌症。

◎智智爸爸带着智智前往爷爷住院的地方。智智想要了解更多关于胃癌的知识，但是智智爸爸却陷入了深深的沉默。

◎智智在医院中陪着爷爷，爸爸则和医生在交流，智智不小心听到了他俩的谈话。

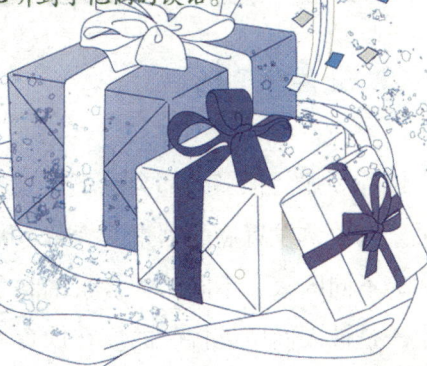

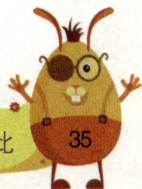

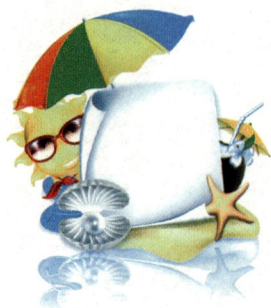

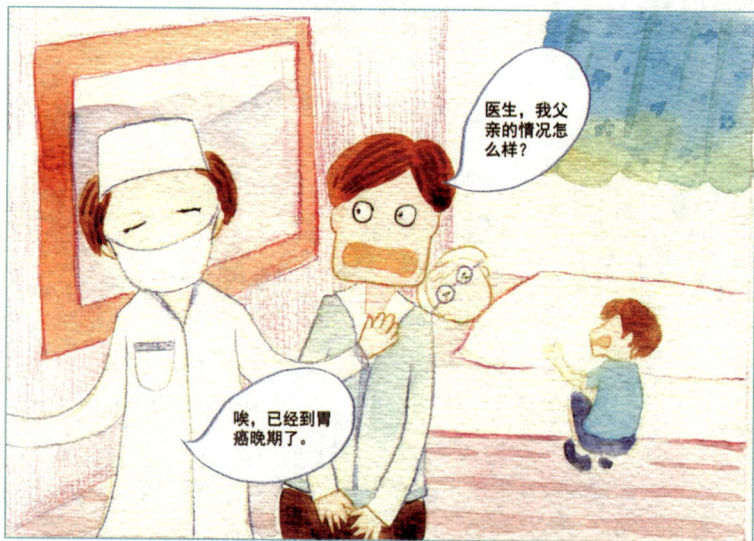

让人谈虎色变的胃癌

说到癌症，很多人都会忍不住皱起眉头，心中所想大概便是和死亡有关。有关诱发胃癌的因素，大家也都是仁者见仁智者见者的。有的人宣称，不同国家、不同的饮食氛围和条件影响着胃癌的发生和扩散，这个说法是被人们广泛接受的。在饮食方面，尤其突出的是食盐。在胃癌与食盐的关系上，有研究表明，往往居民摄入食盐较多的国家，国民的

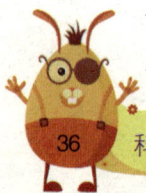

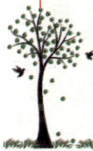

胃癌发病率也更高。第二点，也是人们津津乐道的——就是遗传说，认为胃癌的发病率和遗传也有一定的关系，更有科学家精确地指出，一般情况下，A 型血和 O 型血的人患上胃癌的几率要大一些。还有一点就是免疫能力的高低，这点认真思索一番便觉得合情合理，人体的免疫能力一旦降低的话，各式各样五花八门的病菌都会侵袭而来，更不用说扩散极为迅捷的癌症了。

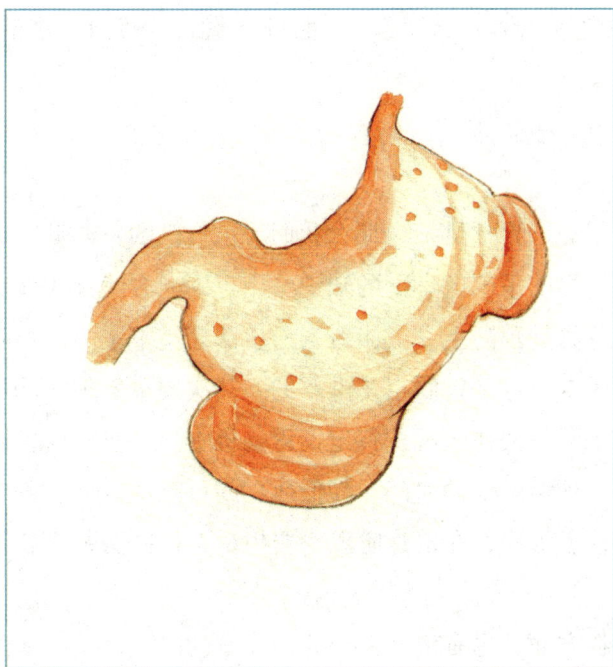

而人们一旦得了胃癌，初期表现并不十分明显，甚至会被人粗心大意地当作消化不良和胃炎对待，这样就耽误了最佳的治疗时间。

而当潜在的胃癌发展到中期的时候，原本安安静静躲藏着的症状便一股脑儿地显露出来了。这时候，往往胃溃疡先打头阵让人痛不欲生。随后经常性地出现上腹饱胀感，通俗说来就是觉得肚子胀，且伴有呕吐现象。这个时期的病人通常比较消瘦，因为它们基本没有食欲，严重一

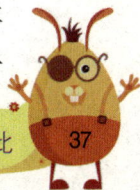

些甚至要依靠打点滴葡萄糖来维持身体机能和必需的营养。要是直到现在还没有得到有效的医治，那么便会规律性地出现消化道出血的症状，这是十分痛苦的，没有几个人能够承受。

和其他癌症一样，一旦确证为胃癌晚期，那便预示着患者基本丧失了被救治的可能，生命之花将在极其简短的时间内枯萎。这个时期的病人常明显消瘦、贫血、乏力、食欲不振、精神萎靡等。并且患病者会极为频繁地感受到上腹的疼痛，不出所料，是巨大的肿瘤在作祟。这个时候，病人已经不仅是呕吐和便血这么简单了，他们会呕血，场面十分心酸。

怎样提前预防胃癌

胃癌如猛虎，异常可怕，那么我们为了自己的身心健康，更为了家人的健康，要提前了解医学上的知识，用正确的方法预防胃癌。

首先在行为的预防上，应当对当前生活环境下工夫，消除生活、学习中的致癌因素，这是首要也是重要的。其次要早发现早治疗，应该定期在家长的陪同下去往医院进行定期胃镜检查。一旦确诊胃癌，也好早日接受治疗，延缓病变的时间，降低死亡的可能性。之后，应该注意的是，如若确诊了胃癌，在治疗阶段，要想尽一切办法阻止和延缓肿瘤的转移和复生。

而在食物方面，也有诸多需要我们注意的。

譬如我们可以少食多餐，这并不是否定一日三餐的规律，是要倡导大家去节制不必要的暴饮暴食。俗话说得好，早饭吃饱，中饭吃好，晚饭吃少。说的就是这个道理，没有必要每一顿都拼了命地吃，好像总也填不满的样子。事实上，胃的容量十分有限，一旦吃多了就容易造成胃肠负担，从而为将来得病埋下隐患。在食物的搭配和选择上，不宜吃过辣和过冰冷的食物，更不能将它们混合在一起，这样无疑会加强对胃肠道的刺激。除此之外，还应该少吃甜食和富含脂肪的食物和零食。

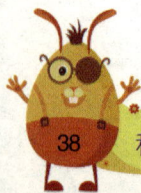

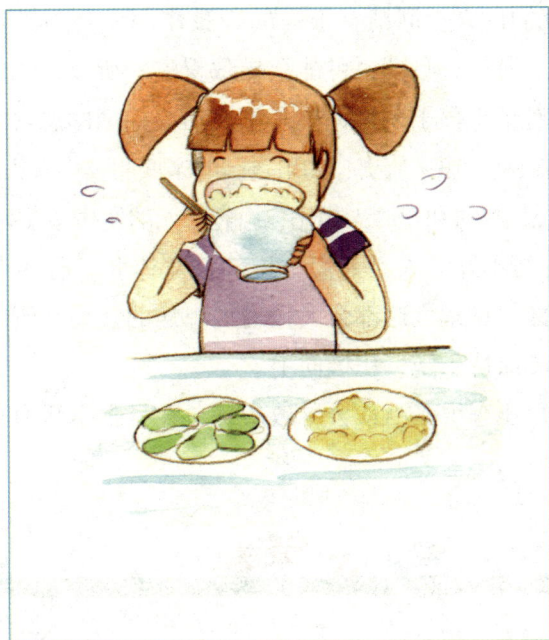

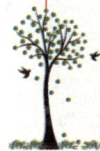

总的一句话就是，在平时的食物餐饮方面，我们应该多多节制自己，不贪吃，不多吃。饮食要遵循时间规律，保证一日三餐准时进餐。这样才能从根本上保护好自己的胃！

哪些人是胃癌的高危人群？

如果我们平时不好好吃饭，不好好睡觉的话，身体的免疫力就会下降，遇到天气变化等因素，就可能会导致感冒。也就是说，免疫力下降的人是感冒的高危人群。胃癌也是一种病，它有没有高危人群呢？答案是肯定的，那么到底什么样的人属于胃癌高危人群呢？

1. 有不好饮食习惯的人。有的人吃饭没什么规律，不按时吃饭，饿了就吃，不饿就不吃，还有的人吃饭特别快，狼吞虎咽。这些都是不好的饮食习惯，会对胃部造成损伤。另外，那些腌制的食物、隔夜菜、烧烤、霉变的食物，都是我们应该远离的。

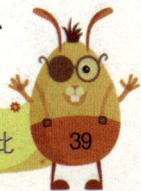

2. 抽烟喝酒的人。酒精有很强的刺激作用，会刺激胃部的黏膜细胞，导致癌病。另外，吸烟也可能会导致胃癌。所以，我们一定要远离烟酒，特别是对于小孩子来说，更是不要沾染抽烟的恶习。

3. 有胃癌或食管癌家族史：如果自己的亲戚朋友中有人患过胃癌，就一定要多加小心，因为和普通人相比，患者家属的发病率要高2到3倍。

4. 长期心情不好的人。人们常说，心宽体胖。有的人经常心情不好，比如会压抑、自卑，这都会大大增加患病的几率。所以，不管什么时候，我们都要保持乐观，积极向上。

除此之外，还有很多因素会导致疾病，在日常生活中，我们一定要多加小心。

小链接

癌症是一大类恶性肿瘤的统称。它们会恐怖且无限制地增长繁殖，不知疲倦。癌细胞的特点是无限制、无止境地增生，使患者体内的营养物质被大量消耗，最终出现面色憔悴形容枯槁的模样；癌细胞释放出多种毒素，使人体产生一系列症状，并会引起一系列的并发症；癌细胞还可转移到全身各处生长繁殖，导致人体消瘦、无力、贫血、食欲不振、发热以及严重的脏器功能受损等等。另外，癌症还可破坏组织、器官的结构和功能，引起坏死出血合并感染，患者最终由于器官功能衰竭而死亡，异常悲惨。不过到了科学高速发展的今天，我们有理由相信癌症并非不治之症。我们有理由相信，时代和科技发展到现在，在不久的将来，癌症将不再是不治之症！

与癌症相对的是良性肿瘤，良性肿瘤则容易清除干净，一般不转移、不复发，对器官、组织只有挤压和阻塞作用。

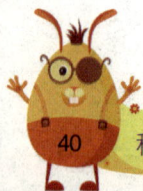

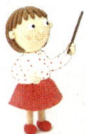

师生互动

学生：老师，人们说到癌症都是谈虎色变的，而且可怕的癌症是不治之症，那么是不是说得了癌症的病人都无药可救了呢？治疗或者延长这些病人的寿命真的好吗？是不是一种愚蠢的举动呢？

老师：（严肃地）绝对不是！文章中也提到了，癌症的确很难治愈，但是现今的医学条件非常发达，并非没有治愈的先例！而且就算是患了癌症将死的病人，也有和正常人一样的权利，他们也有尊严，任何人、任何医生都不能私自决定剥夺他们的生命！我们要懂得尊重癌症患者，我们要懂得尊重生命！

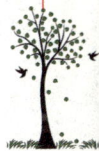

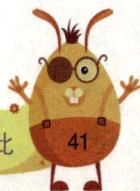

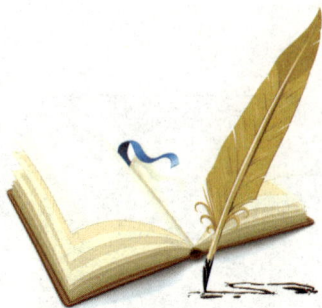

胆汁的贮存调节器——胆囊

◎晚饭后，智智和父母一起坐在沙发上看新闻，新闻里正在报道某个地方的人非法提取熊胆汁的新闻。

◎智智看了主持人的报导后，感到非常纳闷，他转过头问爸爸。

◎爸爸和蔼地摸着智智的脑袋，耐心地讲解道。

◎智智听后，想了想，继续发问。

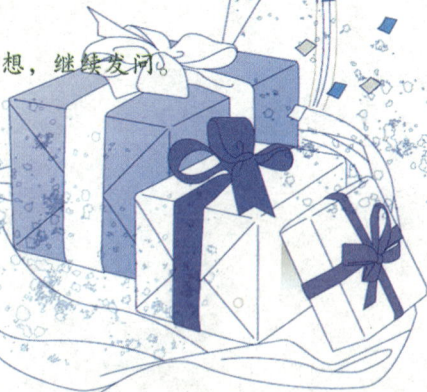

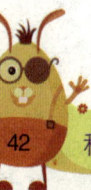

爸爸，为什么这些人要提取熊的胆汁呢？

这是因为熊胆汁有着非常重要的作用，十分珍贵。

爸爸，那我们人类有胆汁吗？

××地方非法提取熊胆汁。

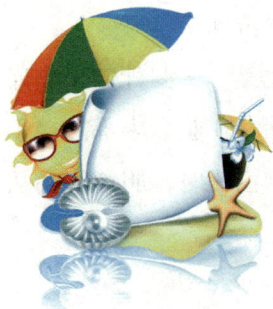

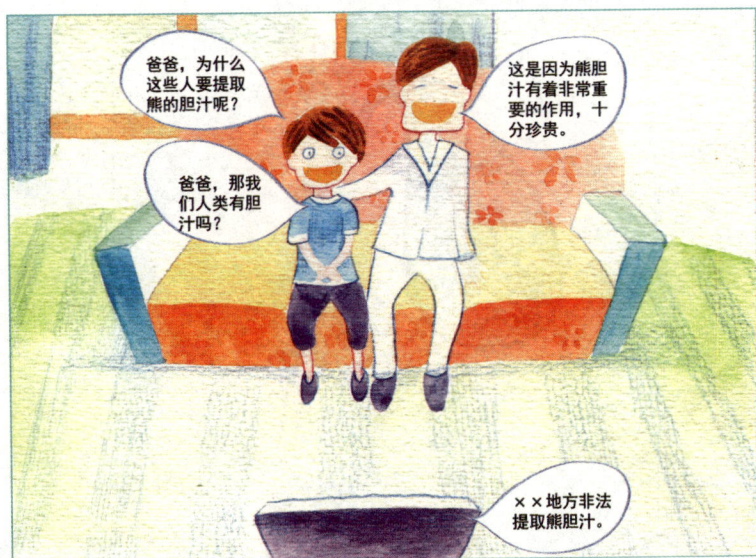

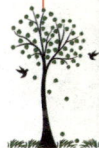

胆囊对人体的健康有哪些积极功能和作用？

　　胆囊，是人体内浓缩胆汁并且贮存胆汁的重要器官，它位于人体右边肋骨下与肝脏后边二者间形成的梨形区域内。从人体的器官结构图中我们可以发现，位于肝脏下方的胆囊，对在肝脏内产生的胆汁有着存储作用，我们都知道胆汁对人类身体的重要性，因此胆囊这个器官同样对人体有着举足轻重的重要性。

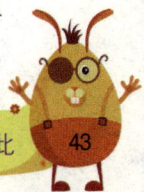

那么，胆囊到底有哪些对人体健康有积极作用的功能呢？

一般而言，胆囊的作用和功能主要体现在四个方面：

首先是胆囊能够贮存来自肝脏的胆汁，就好比是一个胆汁储存仓库一般，当一个人感到饥饿时，其体内的胆汁就被储存在胆囊内部。接下来当这个饥饿的人开始进食，其身体开始进行食物消化时，胆汁便会从胆囊内排出，参与到整个消化过程中去。

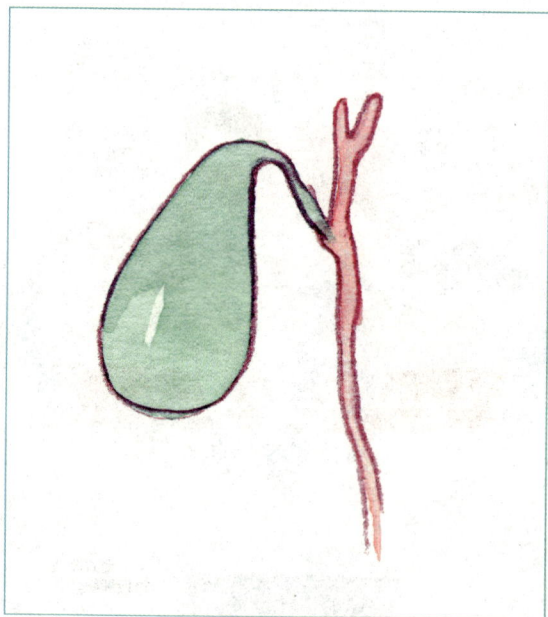

其次，胆囊还有浓缩胆汁的功能，发挥这个功能时，胆囊就好像是一个变化多端的魔术师一般，利用胆囊黏膜将金黄色碱性肝胆汁中的水和电解质成分吸收并返还到人体的血液中去，而胆汁中余下的有效成分便会被保存在胆囊中，最终变成胆囊胆汁。

最后胆囊还具有分泌黏液和排空的功能。分泌黏液是指胆囊能够分泌出浓稠的黏液来保护胆囊道黏膜；而胆囊的排空功能则是指人体进食脂肪半小时后，胆囊便可以达到排空的状态。

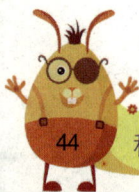

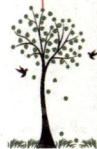

胆囊和胃部有着怎样的关系？

如果仔细观察人体器官结构图，就会发现人体内的胆囊和胃部是连在一起的，这也就表明二者间有着十分密切的关系。这种密切的关系用文字表达出来便是胆囊和胃部之间相互帮助、共同依存的关系。当人体

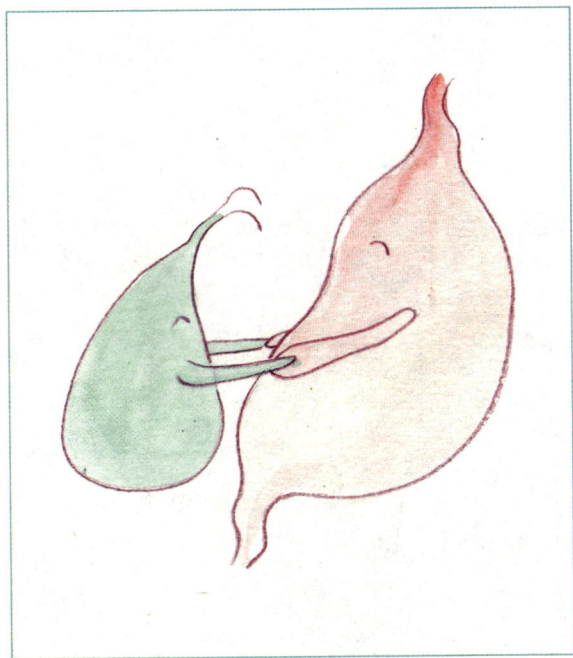

胃部对胆囊发出需要胆汁来分解食物的信号时，胆囊便会向胃部分泌出胆汁，使其参与到胃内部的消化作用中去，可以看出胆囊是听从于胃部的指挥的。因此当胃部出现问题，不能很好地指挥胆囊时，胆囊内的胆汁分泌便会受到一定的影响。与此同时，胆囊也对胃部有着一定的影响作用，倘若胆囊突然不能正常分泌胆汁，那么胃内部的消化工作便不能很好地进行了。

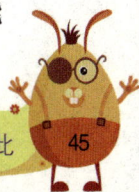

胆囊切除后，会对人体的消化和健康产生负面影响吗？

现实生活中，有些人因为其体内的胆囊发生了病变，从而不得不去切除胆囊这个器官。但是我们都知道胆囊具有贮存胆汁的重要作用，而胆汁又在人体消化过程中有着一定的作用，那么当我们切除体内的胆囊后，会不会对我们身体的消化和健康造成负面的影响？

对于这个问题，答案是否定的。当我们切除体内的胆囊后，会造成的最直接影响便是人体少了一个贮存和浓缩胆汁的器官，但是并不会对我们体内的消化和健康造成负面影响。要知道，有些动物天生就没有胆囊这个器官，但它们也能正常生活。

所以说这个担忧是多余的，切除胆囊后，我们损失的是一个具有贮

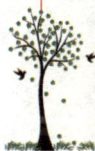

存功能的器官，但是我们整个机体还是能够正常运作的，我们人类还是能够正常生活的。

为了保护我们的胆囊健康，我们应该注意些什么？

想要保护胆囊的健康，最基本的还是应该从饮食入手，正如那句老话：病从口入，想要避免疾病的发生、维护身体的健康，我们就必须从源头上做起，对每一个放进口中的食物了如指掌。

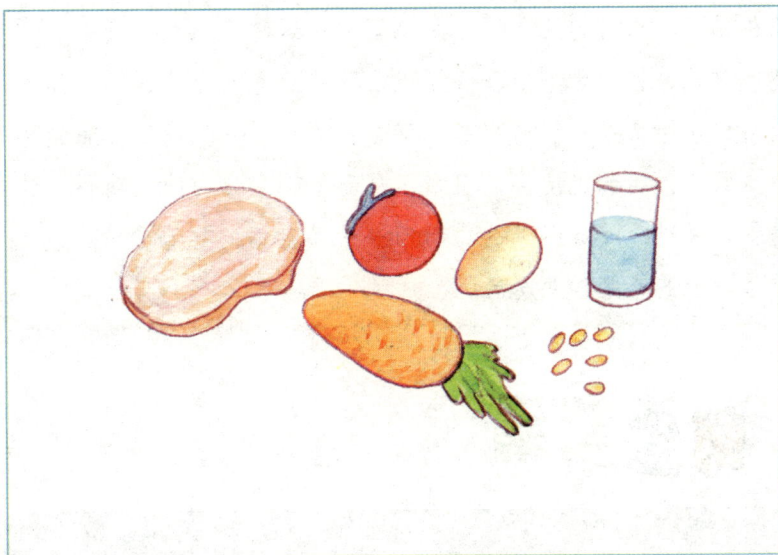

具体的饮食注意事项大概包括：

1. 戒烟忌酒，这是每个想要获得健康身体的人所必须做的事情。

2. 少吃辛辣、生冷的食物，尤其是一些味道比较刺激的食物。

3. 多吃富含维生素、蛋白质以及纤维素的食物，比如西红柿、肉类、胡萝卜等等。

4. 对胆固醇含量较高的食物，我们在饮食过程中要注意节制，比如蛋类、食肉动物的器官等。

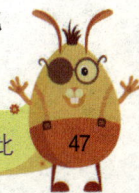

5. 平常要养成多喝水的习惯，这有助于帮助体内胆汁的流动和排泄，同时也可以排出体内的废物和杂质。

小链接

与其他人体器官一样，胆囊也会产生一些疾病，其中最常见的胆囊疾病是胆石症，是指胆囊内部、胆管内部晶体的沉积，一般可以根据结石的具体位置而将胆石症分为胆囊结石和胆管结石。结石的主要成分是胆固醇，这种疾病在妇女群体中比较常见，较为严重的胆石症很有可能会危及生命，因为结石有可能会堵塞在胆管内或者沉淀在胆囊中。一旦结石数量达到一定数目，胆囊道便会被阻塞，从而使得人体内的细菌得以快速繁殖并迅速随着血液的流动而分散到身体的其他部位，造成更加严重的感染和并发症。

师生互动

学生：老师，不幸患上胆囊疾病的患者应该在其生活中注意哪些问题，以此来减轻病痛的折磨？

老师：对于患上胆囊疾病的患者，其首先应该做的便是严格遵照医生的指导，按时服用药物、按时做检查，对不相关的药物要避免服用；其次还应该尽自己最大能力去进行体育锻炼，增强身体素质，提高自身免疫力；最后，患者一定要保持一个积极健康向上的思想态度，避免过度情绪化。

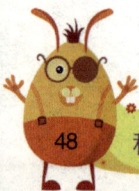

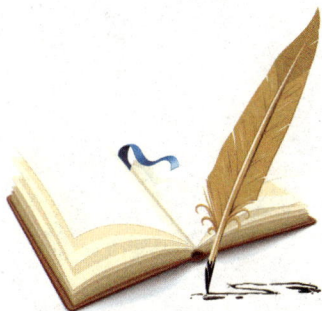

"健康晴雨表"——胰腺

◎下午放学后，智智在校门口看着急急忙忙赶过来的妈妈，她累得满头大汗。

◎妈妈牵着智智的手，急匆匆地朝汽车走去，边走边说。

◎智智听完妈妈的话，心里边不由得紧张了起来，他焦急地问道。

◎妈妈帮智智系好安全带后，一边发动汽车一边答道。

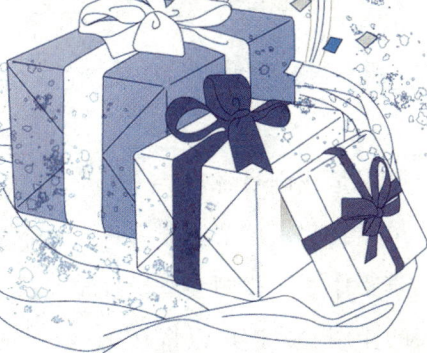

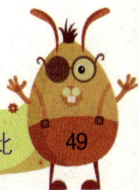

妈妈，发生什么事了？

外婆生病了，刚刚被送到医院了，她老人家想见你。

外婆得的是什么病，严重吗？

不是很严重，是胰腺炎，老毛病了。

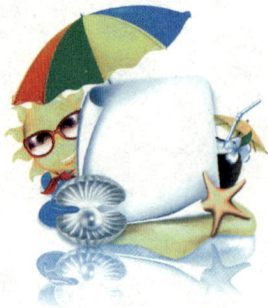

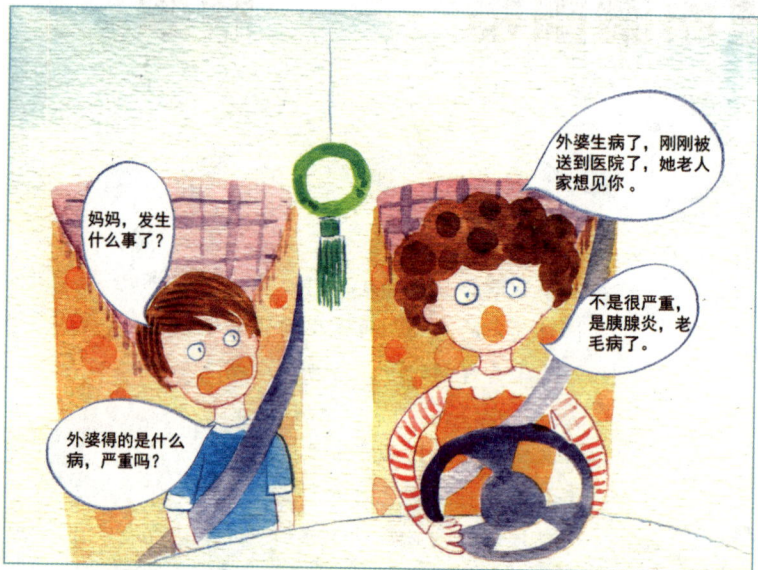

胰腺对人体的积极作用和功能有哪些？

胰腺是我们身体内一个极不起眼的小器官，位于人体内腹部的深处。虽然看起来这个小器官一点也不显眼，但是如果细细追究起它对人体的重要作用，我们会发现，原来这个小小的器官竟然对人体有着非常重要的作用。我们可以将其比作是人身体健康的"晴雨表"，它的阴晴

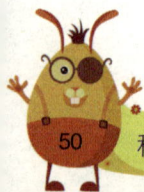

圆缺都会反映出我们身体的健康状况。之所以会这样说，是因为人体的胰腺是一个具备内外分泌功能的腺体，其对人体的生理作用以及其病变现象都与人类的生命有着密不可分的关系。

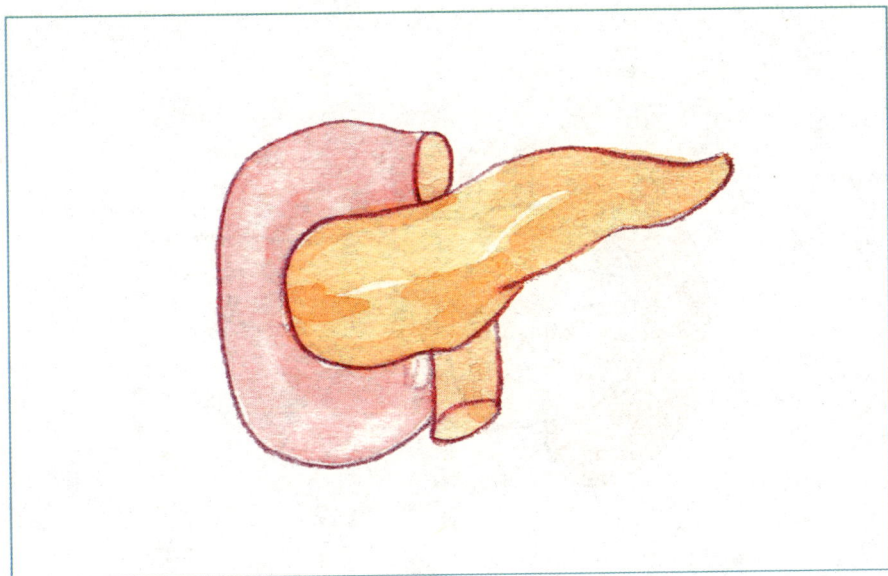

胰腺的外分泌腺所分泌出的液体被称作胰液，其内部包含了淀粉酶、脂肪酶、胰蛋白酶和碳酸氢钠等成分，这便使得胰液在人体消化过程中能够起到消化脂肪、糖分和蛋白质的作用。与此同时，它还能够中和我们胃部所分泌出的胃酸。

什么是胰腺炎？

与人体其他重要器官一样，胰腺也会出现疾病，其中胰腺炎便是最为典型的一个病症。造成胰腺炎的原因有很多，其中最直接的便是不健康的生活方式和饮食习惯，比如经常性吸烟酗酒、不规律进食或者暴饮暴食等，都是引发胰腺炎疾病的罪魁祸首。

胰腺炎的病症表现为头晕、恶心、全身无力以及腹部出现剧烈疼痛等症状。我们知道，任何疾病，不管是诸如感冒一类的小病或者是需要动手术进行治疗的大病，对人的身体健康和生活而言，都是极为严重

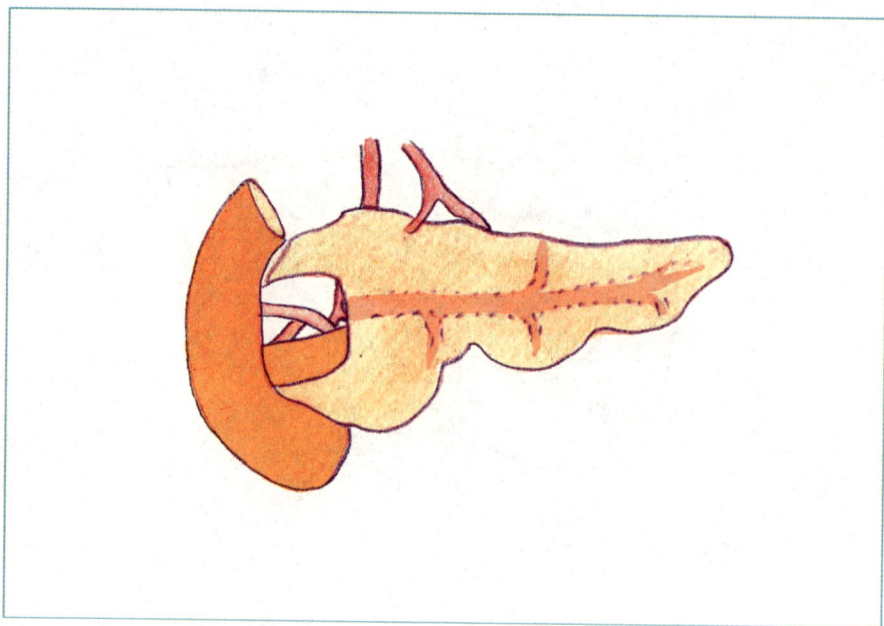

的。因此我们要想避免患上胰腺炎等其他疾病，就必须养成健康的生活方式，尤其要戒烟戒酒，远离不健康、不卫生的饮食习惯和生活方式，对自己的身体健康有所重视，不要等到躺在病床上时才后悔不已。

为什么不能过多食用蛋白质？

蛋白质对人体而言是十分重要的营养成分，我们每天的也必须要保证足量的蛋白质摄入，只有这样，我们的身体才能更加健康。但是，如果我们一次性摄入过多的蛋白质，反倒会对我们的身体造成负面影响。这是因为一次性过多摄入蛋白质，会使我们的身体器官出现超负荷的

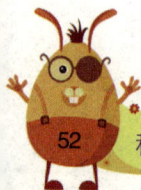

"工作压力"。就跟水桶装水是一个道理，如果过多地往水桶里加水，一旦达到水桶自身的容水量，那么多余的水便只能不断溢出，最终将水桶弄湿。

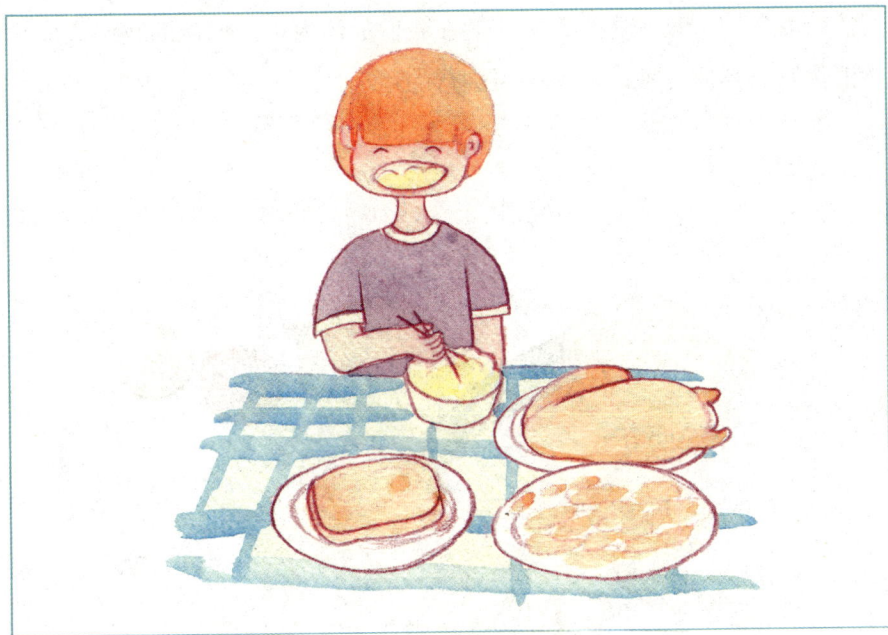

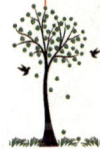

我们的胰腺就像这个水桶一样，它有一个量的标准。如果我们一次性摄入过量的蛋白质，那么在这些物质的刺激作用下，胰腺就会不断地分泌出大量的胰液，从而造成胰腺管道的阻塞，然后，大量的胰液最终会倒流回到胰腺组织内部，而这极有可能导致胰腺自身的某些功能失效，胰腺自身也会受到不同程度的损伤，严重者甚至会导致急性胰腺炎，危及生命。

所以，蛋白质虽好，但量是关键。

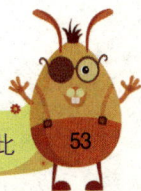

如何保护我们的胰腺？

了解了上述内容后，我们明白了胰腺其实也是很脆弱的，它需要我们持续的保护，只有这样，它才能在我们的体内更好地帮助我们完成食物消化以及其他各种身体所必须进行的运动。

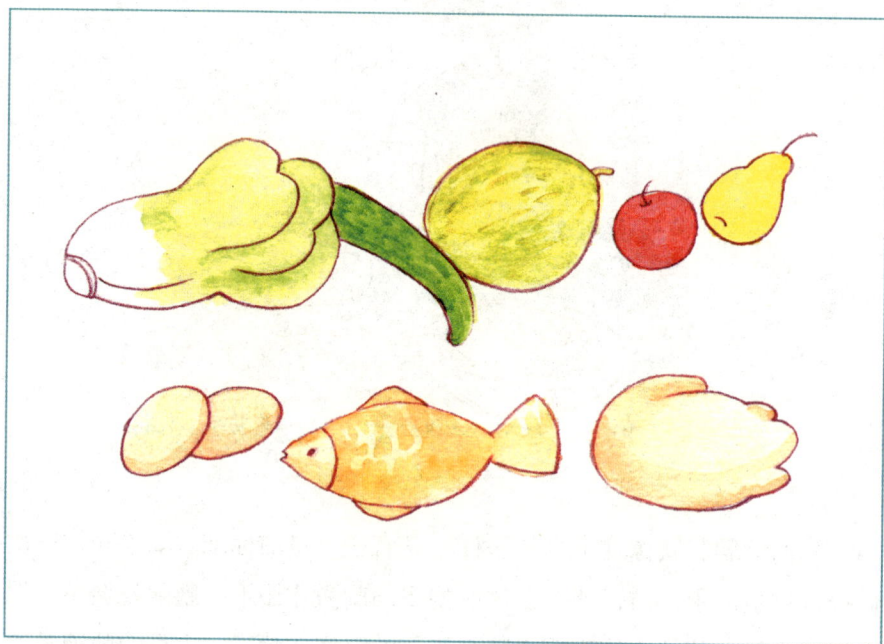

那么我们该如何保护胰腺呢？

首先，最基本最重要的一点，便是要戒烟忌酒，尤其是要忌酒。要知道酒精可是造成胰腺炎疾病发生的一个最重要原因，想要保护我们的胰腺健康，就必须要戒酒，远离酒精物质，还身体一个健康的生活环境。

其次，我们还应该在日常生活中注意饮食健康和饮食均衡问题。生

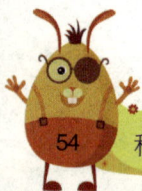

活中我们可以多吃些有营养、对身体有益处的食物，比如蔬菜瓜果等等，以此来保证我们身体每天都能够摄入足够量的营养物质。但是，在这个过程中，我们也应该意识到这样一个问题，那便是我们的饮食在保证健康科学的同时，还要做到均衡合理。这一点其实是非常重要的，尤其是对一些身体素质不是很好的小朋友而言，更应该注意日常饮食的均衡问题，并不是说为了补充身体所需养分，我们就得大补特补、大吃特吃，如果真这样做的话，不但不会满足身体的养分需求，还会产生极其严重的负面后果。要知道，营养的摄入要讲求一个字——"量"，不多不少，均衡合理即可。

最后，我们还需要在日常生活中加强运动，平时可以利用空闲时间多做些体育锻炼，以此来提高自身身体的素质和抵抗力，拥有一个健康的好身板。

小链接

生活中一些人一直饱受糖尿病的折磨和困扰，要知道，糖尿病其实也是胰腺炎疾病的一种并发症，也就是说胰腺炎在某种程度上可能会诱发糖尿病。不过这需要依据胰腺炎疾病的炎症程度而定，如果是一般性的水肿性胰腺炎，便不会诱发糖尿病，但如果是急性的坏死性胰腺炎，就很有可能诱发糖尿病。因此，我们要重视自身的胰腺健康问题，避免疾病及其并发症的发生。

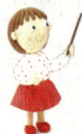

师生互动

学生：老师，如果一个人不幸患上了胰腺炎疾病，那么他应该在日常的饮食中注意哪些问题呢？

老师：针对胰腺炎疾病患者，饮食上的禁忌是一个特别重要的问题，所以他们应该在日常的饮食方面多加注意，他们必须减少食用油腻性的食物，如肥肉、花生、核桃等；此外还要忌食一些口味比较刺激的食物，如辛辣、生冷的食物。在患病修养期间，他们还可以多吃点类似马铃薯汁之类的流质食物，以此来帮助胰腺到达修复的目的。

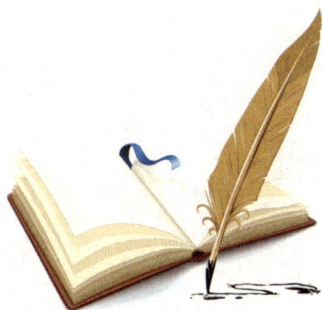

"生命之根"——肾脏

◎课堂上，老师正在给同学们讲述人体器官知识，这节课的主要内容是有关人体肾脏的知识。

◎同学们听后，都兴奋地点了点脑袋，都希望老师可以尽快开始这堂课的内容。

◎老师看到同学们激动的表情后，微笑着开始为大家介绍有关肾脏的知识。

◎智智听到老师的讲解后，似懂非懂地点了点头。

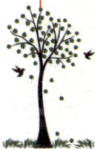

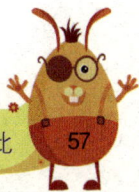

老师，快点开始上课吧。

同学们，我们这节课的主要任务是了解人体器官肾脏的有关知识，大家一定要认真听讲哦！

要知道肾脏对我们每个人而言都是非常重要的，是我们身体中极为重要的器官之一。

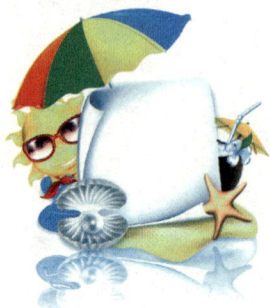

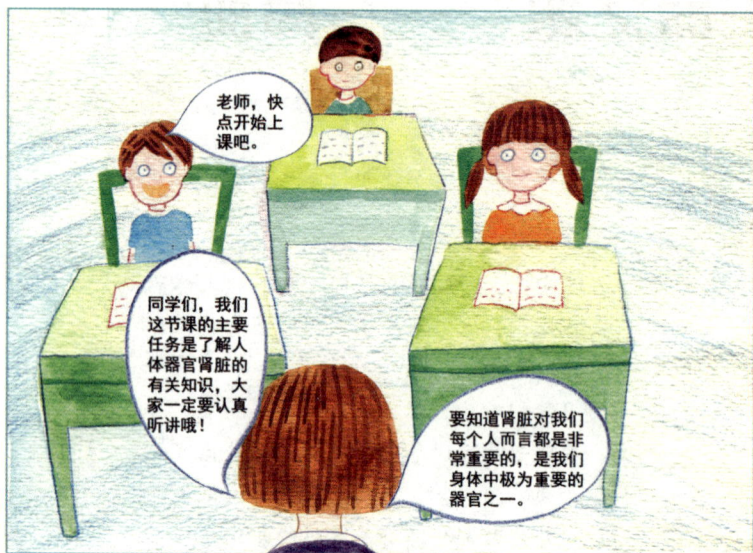

肾脏对人体健康的重要性体现在哪里？

众所周知，肾脏是我们人体内极为重要的一个器官，它同身体里的其他器官一样，在我们的体内发挥着举足轻重的作用。每个人都有两颗肾脏（除患有某些疾病的病人外），呈左右对称分布，其外形乍看起来像两颗扁豆似的。

肾脏对我们的身体有着极为重要的作用和功能，其中，肾脏最基本

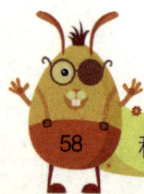

的一个功能便是能够生成尿液。所谓尿液，就是我们每天所食用的食物在体内经过层层转化而来的，肾脏在这个过程中正是充当了能够生成尿液的重要角色，从而将一些无用的物质排出我们的身体。

那么除此之外，肾脏对我们的身体还有哪些重要的作用呢？

一般来说，肾脏对我们身体健康的作用主要体现在以下几点：

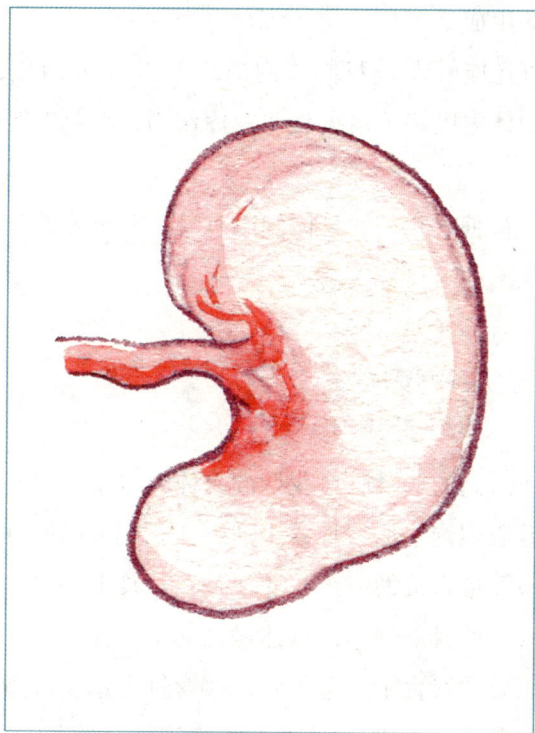

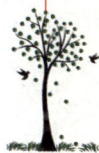

首先，肾脏的主要基本功能是生成尿液，在此基础上，肾脏能够进一步起到维持人体体内水分平衡的作用，从而使得人体能够在整体上保持水的平衡。

其次，肾脏还有很强的排泄筛选作用。我们每天都要进食大量的食物来满足身体所必需的养分，这样一来我们体内就会产生大量的对人体无益的废物质，这些废物中的一部分会从我们体内的胃肠道器官排出，

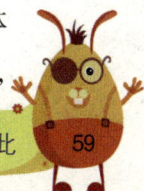

但剩余的大部分都是经由肾脏排出体外的。与此同时，肾脏还能够帮助我们的身体将一些对身体健康有害的物质排出，而将对人体有用的营养物质完好无损地保存下来。

继而，肾脏还可以帮助人体调节血压平衡，从而使人体处在一个健康的状态。此外肾脏还可以促进人体内红细胞的生成，这是因为肾脏能够分泌促红细胞生成素，其可以用来帮助我们体内骨髓的造血系统，从而促进红细胞的生成。

最后，肾脏还能够促进我们体内的维生素 D 的活化，从而使得维生素能够在我们体内更好地被吸收并发挥作用，以此来促进我们的骨骼发育和成长。

总而言之，肾脏对我们的身体健康有着十分重要的作用，我们要时刻重视其健康状况。

如何通过饮食来养肾？

正如上边所讲到的，肾脏对我们的身体有着十分重要的作用，因此我们要注重其健康问题。那么日常生活中，我们可以通过怎样的方法来保护肾脏呢？最简单直接的一个方法便是在饮食上要多加注意，通过饮食调理来保护我们的肾脏健康，具体做法如下：

第一，我们要在饮食中注意少吃一些含钾含钠量过高的食物，含钾量过高的食物有紫菜、菠菜、韭菜、芹菜等，含钠量过高的食物有食盐、咸菜、榨菜等，因为这些食物中的钾和钠含量都过高，如果过多食用，会对我们的身体造成一定的负担和负面影响。

第二，在日常饮食中，我们还应注意对热量的适当增加，一些高热量的食物主要包括糖块、西米、粉丝等等，热量对我们的身体健康有着十分重要的作用，因此要注意饮食中的热量摄入。

第三，除了热量的摄入和增加外，我们还应多吃蔬菜，以此来增加

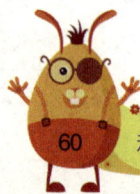

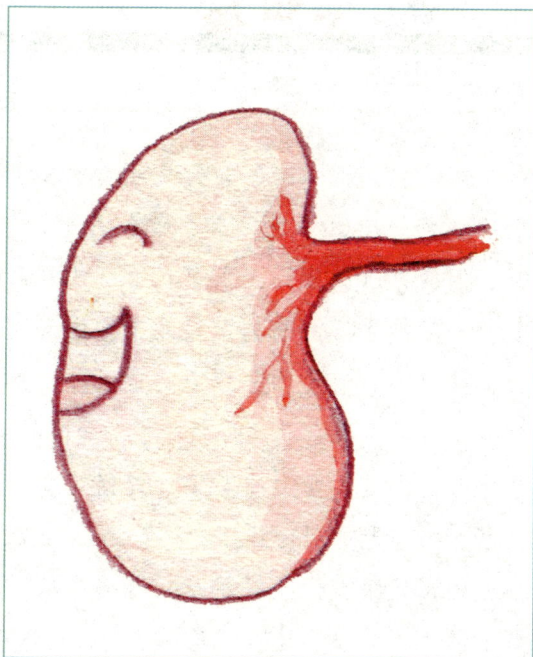

我们体内的纤维素。

总而言之，我们一定要在日常生活中对我们的饮食多加注意，只有这样，我们才能拥有健康的身体。

除了饮食外，还有哪些方式可以帮助我们保护肾脏？

除了在饮食上多加注意外，还可以通过加强体育锻炼来保护我们的肾脏。平时多做点运动，有助于帮助我们提高身体素质和身体的疾病抵抗能力，继而使我们的身体便会保持在一个较为健康的状态。

此外我们还可以在日常生活中多了解一些有关身体健康和疾病防御的知识，对自己的身体状况和健康问题有一个全面而深入的了解。

小链接

我国传统中医认为，不同颜色的食物分属于人体不同的器官：青色入肝，红色入心，白色入肺，黄色入脾，黑色入肾。因此要想保护我们的肾脏健康，必须多食用一些黑色食物，这是因为黑色食物一般饱含了大量的微量元素和维生素，这些物质对我们的身体健康状态有着十分重要的作用。日常生活中我们可以多食用以下几类黑色食物来保护我们的肾脏健康：

黑米：黑米含有大量的蛋白质及钙铁锌锰等微量元素，对我们的身体有着十分重要的保健作用。

黑豆：黑豆的形状跟我们的肾脏形状十分相似，特别适合用作养肾补肾的健康饮食，它还有解毒活血的重要作用。

黑芝麻：黑芝麻含有人体所必需的氨基酸，能够加速我们体内的代谢功能，同时还有补肝肾的作用，对脱发、腰膝酸痛等症状有很好的保健作用。

黑枣：黑枣有很强的养血补中的作用，并且含有非常丰富的维生素，能够增强人体的免疫能力。

核桃：众所周知，核桃是补脑佳品，同时它也具有很好的补肾固精的作用，是十分珍贵的养肾珍品。

除此之外，日常生活中还有很多的养肾补肾的食物，在这里就不再一一列举了。

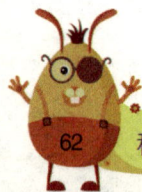

62 科学原来如此

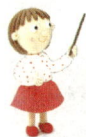

师生互动

学生：老师，你讲过我们要在日常的饮食中多加注意，这样才能保护好我们的肾脏，但我爸爸特别喜欢吃肉，每天都要吃好多的肉，这样对他的肾脏有害吗？

老师：严格意义上来说，每天进食大量的肉类对身体是十分不好的，尤其是对我们的肾脏健康。这是因为肉类食物中有很多的磷，如果长期食用大量高磷含量的物质，会对我们的肾脏以及身体健康造成负面影响。因此平时不应太集中、太大量地食用肉类。此外，麦片、黄豆、冬菇、鱿鱼干等食物中也含有非常多的磷，因此，平时我们也要尽量少吃。

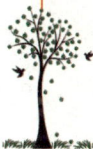

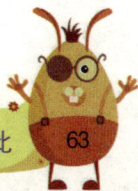

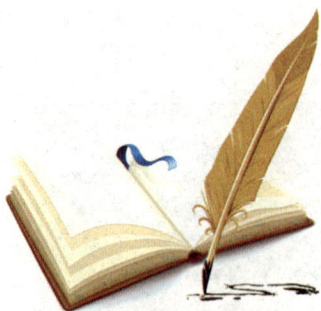

小肠的秘密

◎ 智智正在上语文课，这节课张老师给大家讲解的是一首古诗，诗中有一句对一条曲径小巷的描写。

◎ 智智听完老师说的后，仔细读了读那句诗，然后不解地问道。

◎ 老师听完智智的提问后，微笑着说道

◎ 同学们听完老师的讲解后，都恍然大悟，这才联想起生理课上王老师给大家讲过的有关小肠的知识。

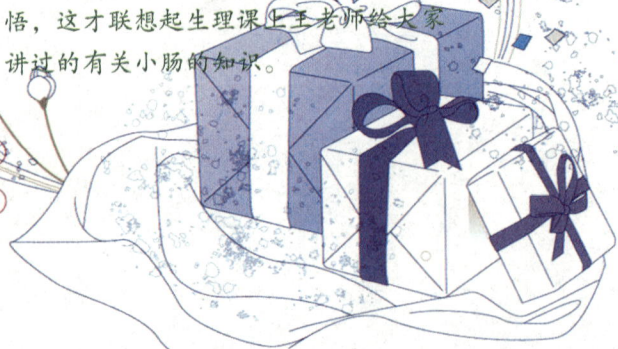

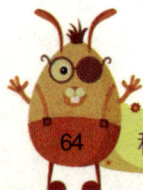

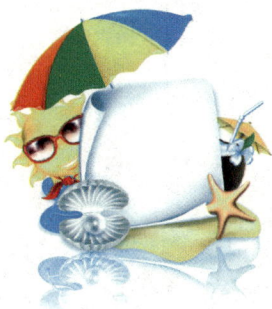

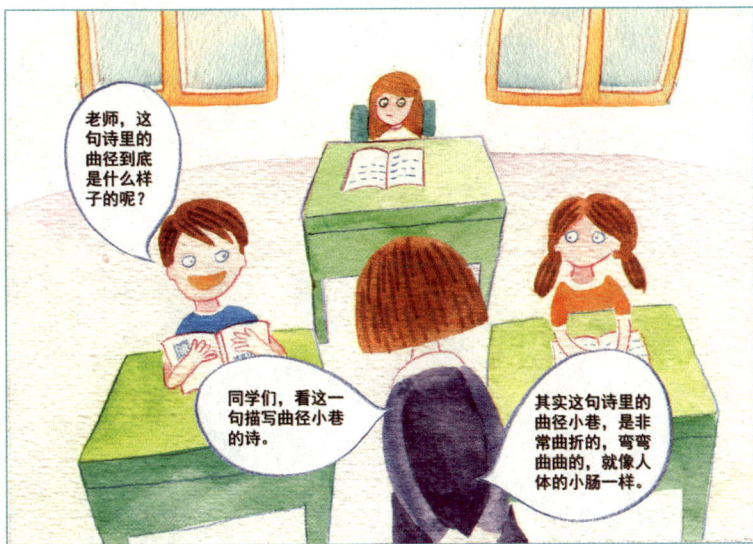

老师，这句诗里的曲径到底是什么样子的呢？

同学们，看这一句描写曲径小巷的诗。

其实这句诗里的曲径小巷，是非常曲折的，弯弯曲曲的，就像人体的小肠一样。

小肠在哪里？

我们知道人体内有小肠和大肠，两者都是我们整个消化系统的重要组成部分，是我们每天吃进去的各类食物被消化和吸收的重要场所，二者缺一不可。小肠的具体位置是在人体的腹部内，它的上边与胃部相通，下边则与大肠紧紧连在一起。

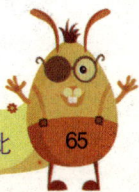

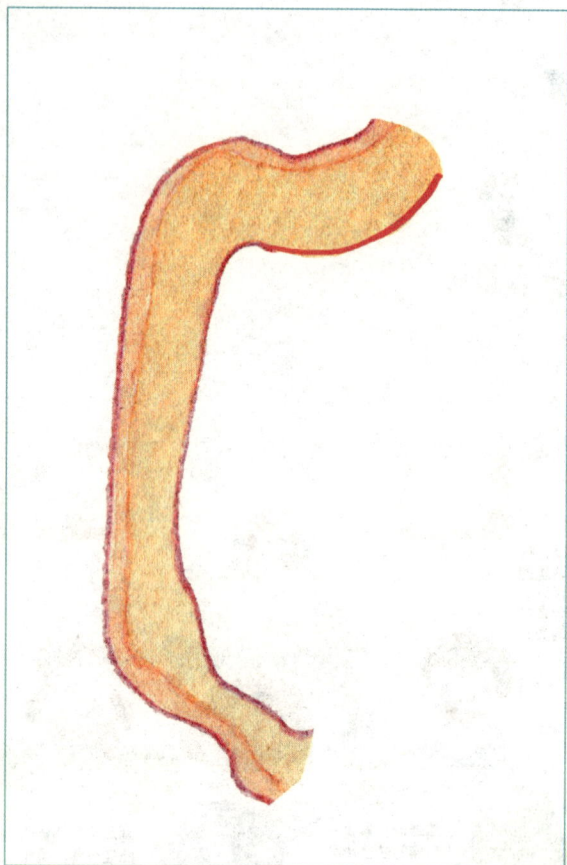

小肠的结构有什么特点？

　　小肠的结构构造很有特点，我们一般根据其形态和结构的变化而将其分为三段：十二指肠、空肠和回肠。这三个部分紧密联系在一起，共同发挥着重要的作用，帮助小肠完成对食物的消化和吸收作用。

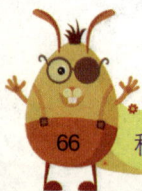

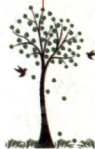

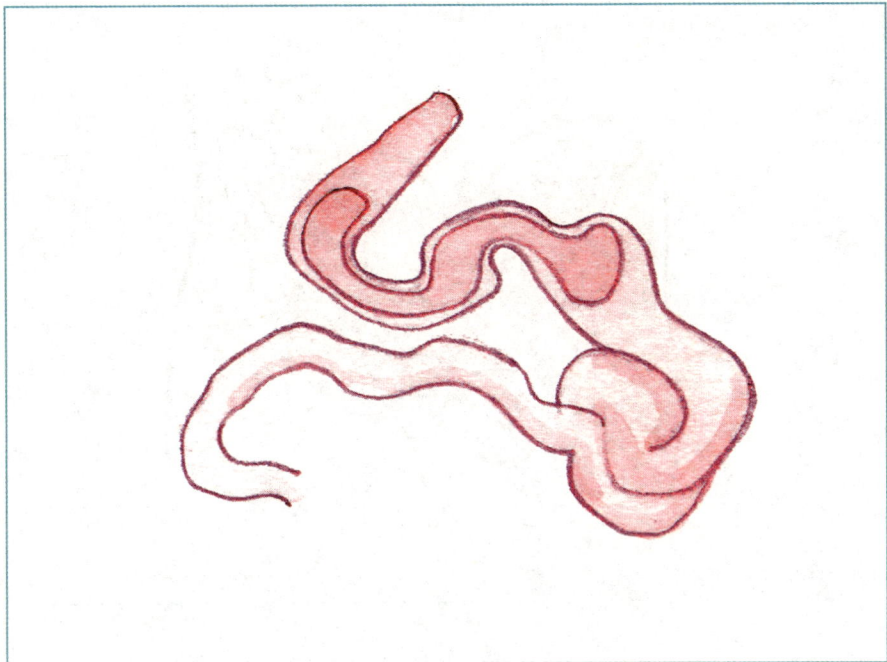

小肠对人体有哪些重要的功能和作用？

小肠对人体机能维持有着十分重要的作用，主要可以分为消化和吸收这两大类。

第一，小肠是食物消化的主要场所之一。小肠内部的水和营养物质通过黏膜上皮细胞进入到人体血液和淋巴的过程中时，必定要经过肠上皮细胞的膜，当物质通过这些膜时，便会发生吸收作用。与此同时，小肠的肠壁内能够分泌肠腺，并最终能够进入到小肠内，再加上肝脏分泌的胆汁、胰腺分泌的胰液，这些液体能够使食物不断分解消化，使其内部的淀粉转化为葡萄糖，蛋白质转化为氨基酸，脂肪分解为甘油和脂肪酸……余下的对身体无用的废物则会被小肠运输到大肠，并最终以便便的形式排出体外。

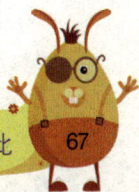

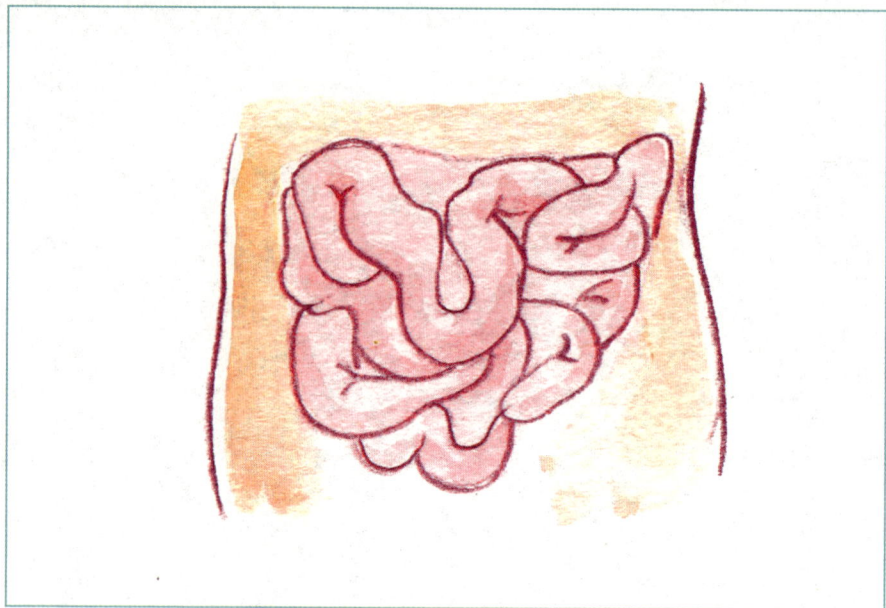

第二，小肠的另一个作用即是重要的吸收场所。食物在小肠内经过消化分解后，已经变成能够被人体吸收和接纳的营养物质，而且这些营养物质能够在小肠内保留 3 到 8 小时，因此拥有足够的时间来帮助小肠慢慢吸收这些营养物质。

小肠是怎样运动的？

小肠能够发挥其消化和吸收食物的重要作用，最基本便是其自身的运动，因为其自身有特色的运动特点，才使它具备了这样的功能和作用。小肠的运动大致可以分为以下三种：

第一，紧张性收缩是小肠其他运动形式的基础，当小肠紧张性降低时，肠壁给予小肠内容物的压力小，食糜与消化液混合不充分，食糜的推进也慢。反之，当小肠紧张性升高时，食糜与消化液混合充分而加快，食糜的推进也快。

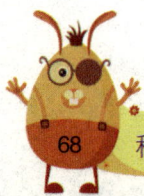

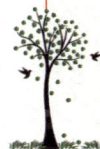

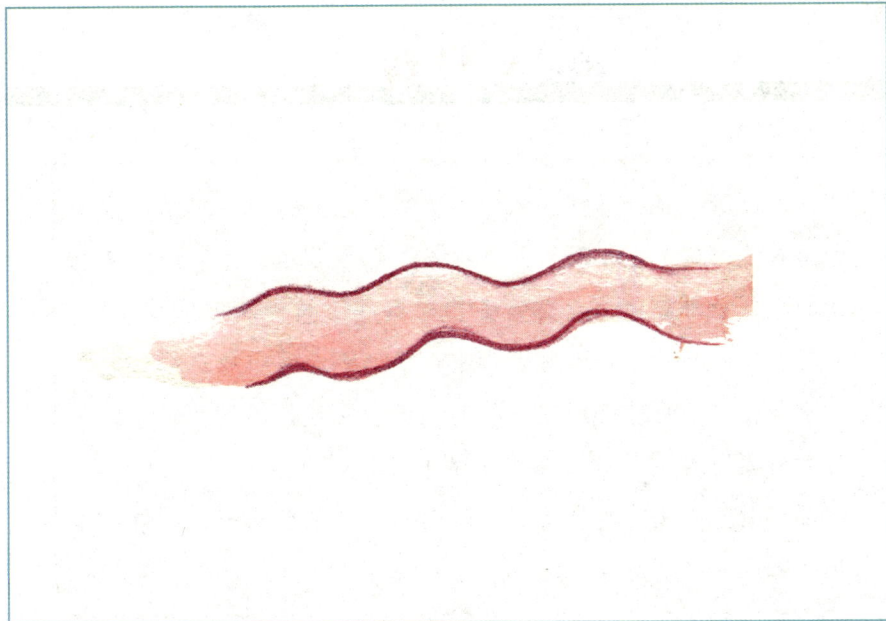

　　第二，分节运动，它是一种以环行肌为主的节律性收缩和舒张的运动，主要发生在食糜所在的一段肠管上。进食后，有食糜的肠管上若干处的环行肌同时收缩，将肠管内的食糜分割成若干节段。随后，原来收缩处舒张，原来舒张处收缩，使原来每个节段的食糜分为两半，相邻的两半又各自合拢来形成若干新的节段，如此反复进行。分节运动的意义在于使食糜与消化液充分混合，并增加食糜与肠壁的接触，为消化和吸收创造有利条件。此外，分节运动还能挤压肠壁，有助于血液和淋巴的回流。

　　第三，蠕动，小肠的蠕动通常重叠在节律性分节运动之上，两者经常并存。蠕动的意义在于使分节运动作用后的食糜向前推进，到达一个新肠段，再开始分节运动。此外，小肠还有一种传播速度很快，传播距离较远的蠕动，称为蠕动冲。它可把食糜从小肠始端一直推送到小肠末端有时还可至大肠，其速度为 2～25cm/s。在十二指肠与回肠末端常常出现与蠕动方向相反的逆蠕动，食糜便可以在这两段内来回移动，从而有利于食糜的充分消化和吸收。

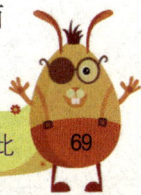

小链接

　　小肠除了具有很强的消化和吸收作用外，还有很强的生理作用功能，这主要体现在两点：第一点便是小肠能够起到容器的作用，对胃部消化分解的食物起到一个接受和容纳的功能，并且能在此基础上对食物进行进一步的消化和吸收；第二点是指小肠在对食物进行消化吸收的同时，它还能够对食物的好坏进行分门别类，即对人体有用的物质，小肠会将其分解吸收，而那些对身体无益的物质，小肠则会将其区分出来，并最终排出体外。

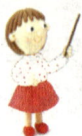

师生互动

　　学生：老师，小肠除了上述讲的这些功能外，还具备哪些功能呢？

　　老师：除了上述的几大功能外，小肠还有很强的分泌功能。这一功能是指小肠能够分泌出小肠液，其内部还有多种消化酶，能够对食物中含有的各类营养物质进行——分类等。

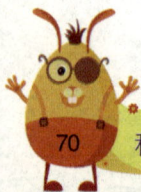

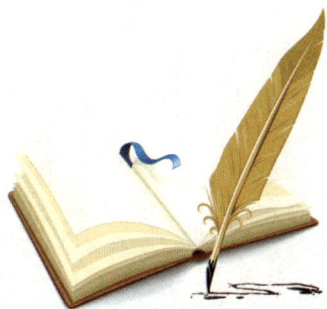

"食物消化器"——十二指肠

◎老师正在为大家讲述有关人体器官的知识，这时老师正在讲有关人体小肠的知识。

◎同学们听后，思考了半天，最后都无奈地摇了摇头。

◎老师听完同学们齐刷刷的否定声后，不紧不慢地讲解到。

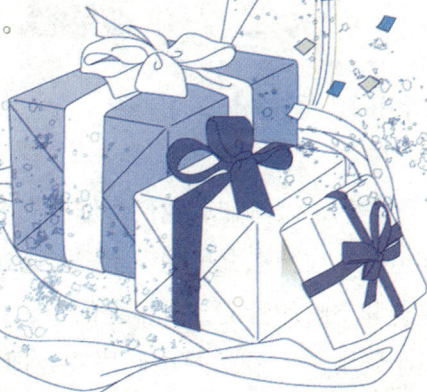

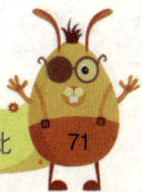

老师，我们不知道这个问题的答案。

今天我们要学习的就是有关十二指肠的知识。

同学们，你们知道小肠包括哪几个部分吗？人体的小肠其实包括三个部分：十二指肠、空肠和回肠。

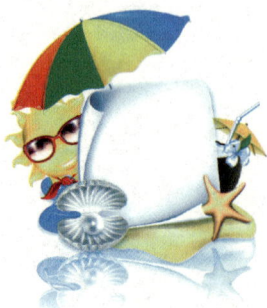

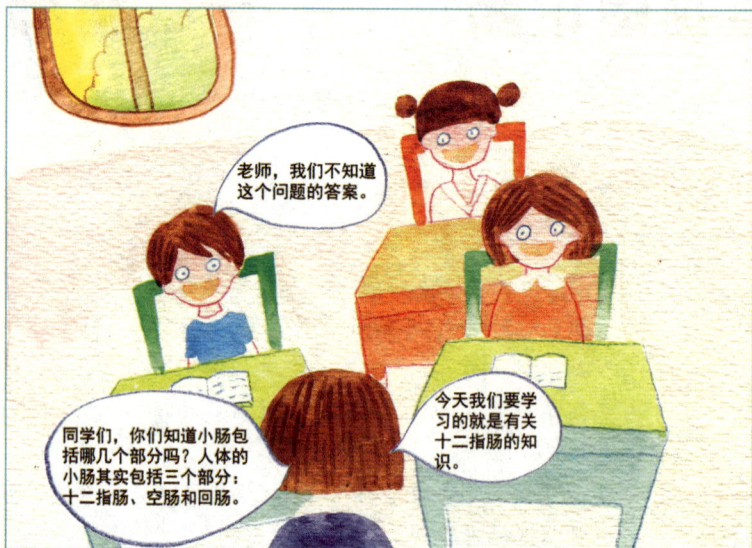

你所不知道的十二指肠

同学们，大家知道我们身体内有个器官叫十二指肠吗？那你们又知不知道十二指肠在哪里呢？十二指肠在我们人体中是非常重要的，它是连接胃和空肠的管道，成年人的十二指肠长度大约是 20 ~ 25 厘米，它可是小肠中"四最"的小肠段呢，即长度最短、管径最大、位置最深且最为固定，而且，胰管和胆总管都开口于十二指肠哦！看到这里，大

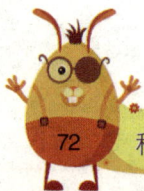

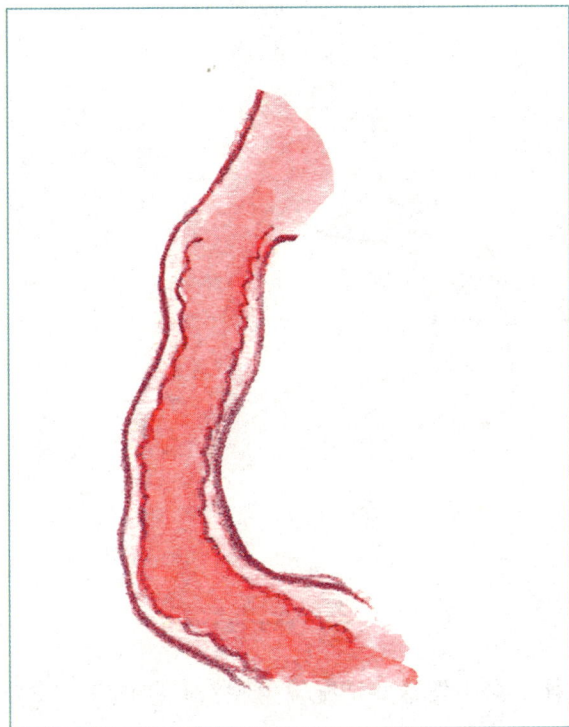

家是不是觉得十二指肠的位置非常重要呢？它要接受胃液、胰液还有胆汁的注入，所以，虽然跟我们体内的大肠相比，十二指肠非常短，但是我们不能就此忽略它，反而要重视十二指肠的消化功能呢！

为什么十二指肠会生病呢？

　　十二指肠如此重要，我们要密切注意它的健康情况。但是，我们吃的是五谷杂粮，生病也是在所难免的，那么，十二指肠通常会为什么生病呢？刚才我们已经说过了，十二指肠会接受胃液的注入，同时，十二指肠就会受到胃酸和胃蛋白酶的侵袭，这样十二指肠就会有形成溃疡的危险！还有一种情况是黏液—黏膜屏障遭到了破坏，这层屏障就相当于十二指肠的保护层，如果它们遭到了破坏，十二指肠怎么会不生病呢？

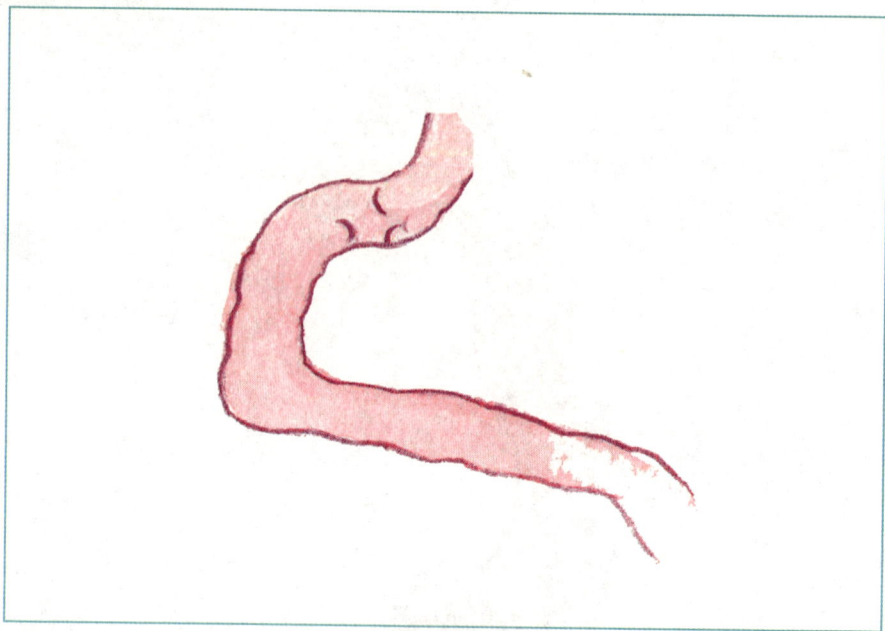

那么，我们做什么会引发这些情况发生呢？有些同学饮食没有规律，认为这没有什么关系，但是大家知道吗？就是这些生活的细节会导致十二指肠生病！除了饮食没有规律外，时常暴饮暴食也有很大危害呢！所以同学们以后千万要按时吃饭，而且要控制住自己，千万不能暴饮暴食哦，否则十二指肠生病了可不好受呢！还有，长期饮酒也会导致十二指肠生病，大家千万要回家告诉爸爸，少喝点酒，才能保护十二指肠呢！

十二指肠生病的早期表现

不管是什么病，在发作之前，总是会有一些症状的。如果我们平日里可以多加留神，仔细观察，在疾病刚刚出现的时候就及时去就医，治愈的可能性就会更大，我们也不用遭受太多的痛苦。那么，在十二指肠刚刚生病的时候，会有什么样的症状呢？

（1）疼痛。在十二指肠刚刚生病的时候，我们就会觉得上腹有些

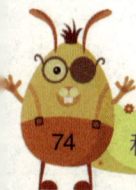

不舒服，或者感觉到疼痛。在吃过东西后，这种疼痛并不会减轻，而且有时候可能感到背部疼痛。如果有这种症状，就该及时去看医生的。

（2）贫血出血。如果发现自己的粪便有血，或者看到自己的粪便是黑色，就要考虑是不是自己得了什么病。

（3）恶心呕吐，厌食。如果经常恶心呕吐，不想吃东西，不要简单地以为是不是自己吃坏了什么东西，而是要考虑是不是肠道出了什么毛病。如果呕吐特别频繁，就很有可能是十二指肠内的肿瘤逐渐增大，把场强给堵塞了。

（4）体重减轻。对于很多女性来说，体重减轻是好事，但是如果体重持续减轻，而且又没有节食之类的，就要考虑自己的身体是不是出了什么问题。

小链接

根据国内外的报道，十二指肠腺癌的发病率已经占了全消化道恶性肿瘤的1%，并日益增长。十二指肠腺癌好发于50～70岁的中老年人身上，并且在男性身上发病的几率更高一些，现在十二指肠腺癌需要我们一起重视。如果患有十二指肠腺癌，要积极配合医生治疗。得了十二指肠腺癌，放疗和化疗的治疗方式是行不通的，一般情况下，医院会采取根治切除术的方法来治疗，根据病发的部位来切除十二指肠。但是有些情况是不能采取切除的方法的，这样的情况下可以采用姑息性胆肠引流或者胃肠引流等手术方式来治疗。目前，这种手术方式的治疗效果极好，术后生存率高达25%～60%，因此已经成为了十二指肠腺癌的标准手术方式。

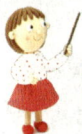

师生互动

　　学生：老师，十二指肠这么重要，那十二指肠最严重的病是什么呢？

　　老师：十二指肠生病会有很多种情况，最严重的就是十二指肠腺癌了！胆汁、胰液、遗传都会导致十二指肠腺癌。得了十二指肠腺癌十分痛苦，上腹疼痛难忍，尤其是饭后，更是疼得不得了！一旦得了十二指肠腺癌，就会出现厌食、恶心、呕吐的症状，甚至会出血、贫血，整个人消瘦得很快。得了十二指肠腺癌非常的痛苦，所以我们一定要注意饮食规律，不要暴饮暴食，否则不只是自己痛苦，家人看到也会感到不忍的！

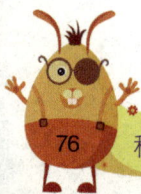

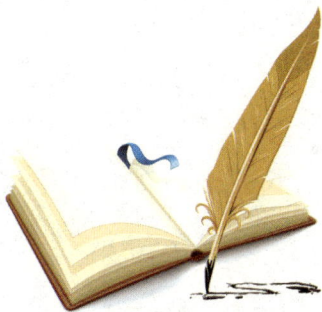

十二指肠溃疡

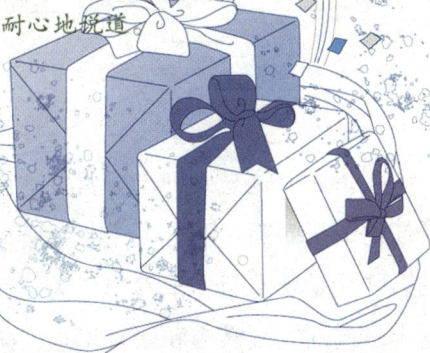

◎一天晚上，智智正在陪妈妈看电视剧，突然妈妈的手机响了，是爸爸打来的电话，只听见电话里爸爸焦急地说道。

◎挂了电话后，智智和妈妈快速地穿好衣服，冲去家门，坐上出租汽车，朝着市第一医院出发，车上，智智担心问道。

◎妈妈听了智智的提问后，一边抚摸着智智的脑袋，一边耐心地说道。

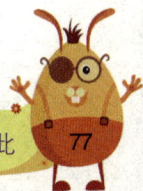

妈妈，奶奶得的是什么病啊？

你快点来医院吧，智智奶奶现在在医院！

别担心，奶奶得的是十二指肠溃疡，现在已经及时送到医院救治了，不会出太大问题的。

可怕的十二指肠溃疡

　　十二指肠溃疡是一种十分常见的消化道疾病，好多人都受到过十二指肠溃疡的折磨呢！那得了十二指肠溃疡会怎么样呢？这种病是周期发作的，往往是秋季至春季发作。为什么会是这个时候呢？其实啊，是因为这个时候的气候寒冷和饮食不当，结果没有保护好十二指肠。如果得了这个病，我们往往会在饭后 3 个小时左右感到特别疼痛，有时甚至会在半夜发作！我们年轻人还好，要是老人得了这个病不但没有固定的疼痛部位，而且还会不固定时间发作！

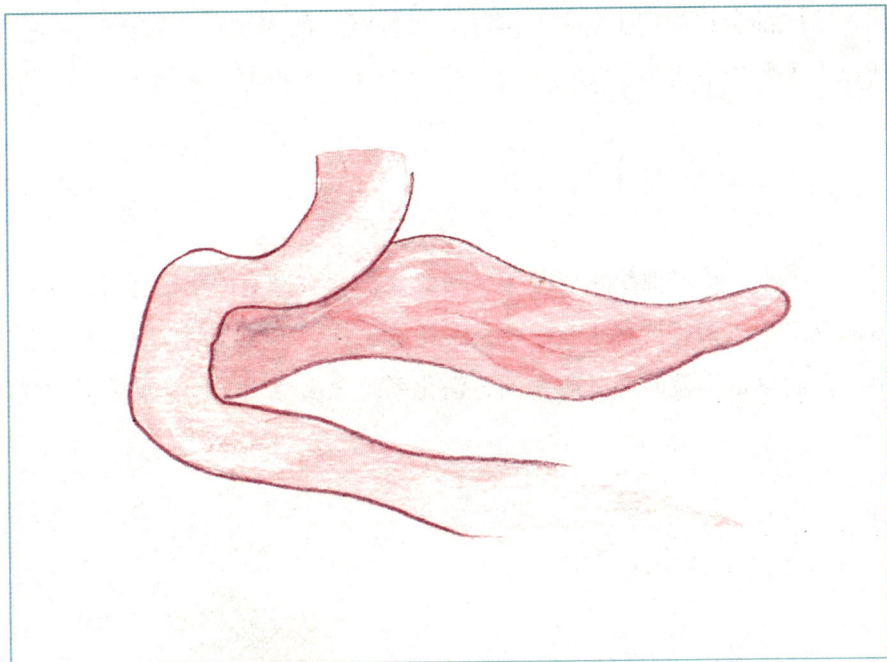

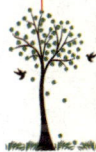

十二指肠溃疡真的是一种很厉害的病，那么我们是怎么得十二指肠溃疡的呢？胃酸分泌过多、遗传还有病菌的感染都是我们得十二指肠溃疡的原因呢！这些状况是怎么发生的呢？一些我们没有注意到的生活细节导致了这些情况发生。要想有效地预防十二指肠溃疡，我们有许多生活细节要注意哦！同学们，下面我们就来说一说这些需要注意到的地方，大家可要认真记住哦！

要想预防十二指肠溃疡，我们在饮食方面有许多要记住的地方。有些同学不喜欢按时吃放，总是什么时候饿什么时候吃，有时甚至会在半夜里去厨房找东西吃，大家觉得这没有什么，但是这就是导致十二指肠

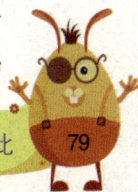

溃疡的重要原因啊！所以同学们以后饮食一定要有规律呢！还有就是要注意食物必须是卫生的，同学们可能很喜欢学校门口或者是街边的小吃、烧烤，吃起来津津有味，一点也不注意卫生。以后同学们一定要小心，不干净的食物一定不要吃！还有过分紧张的精神、不规律的生活起居，这些都会让我们生病呢！对了，大量吸烟的人也会有很大危险哦！所以大家要告诉身边吸烟的家人，以后千万不要吸那么多烟了！

得了十二指肠溃疡怎么办

得了十二指肠溃疡可难受了，所以我们要有健康的生活方式，这样就能预防十二指肠溃疡了！第一，一定要记住，不规律的饮食是要不得的，我们总是不按时间乱吃东西，消化系统怎么受得了呢？就像是老师

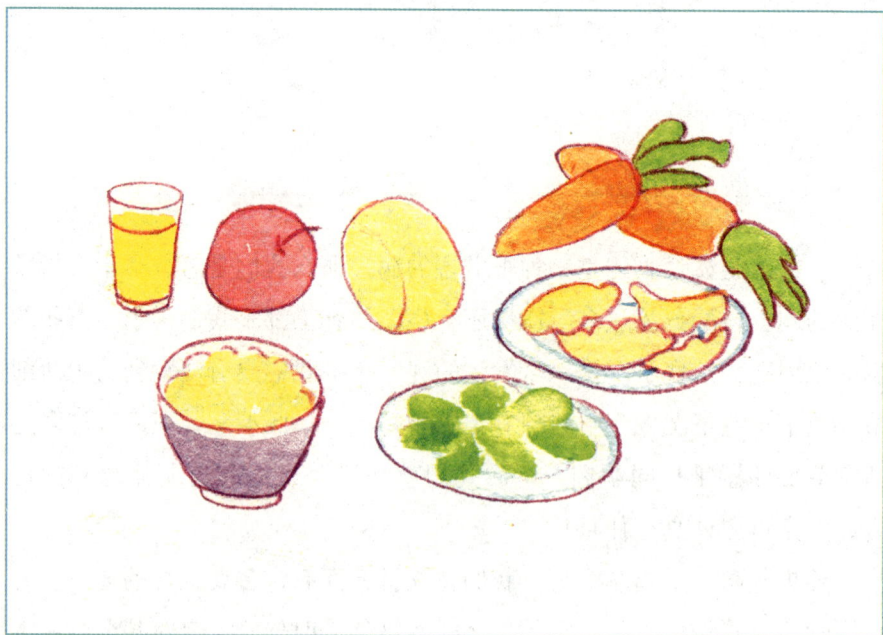

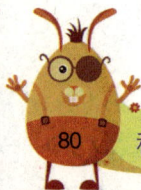

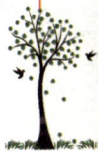

随时都会给我们布置作业一样，这样做会让十二指肠工作起来非常累的！只要饮食有了规律，十二指肠就能很好的工作，哪怕是少量多次也没有关系哦！还有就是我们吃的食物，一定要注意千万不要什么东西都乱吃，那些过冷、过热还有刺激性大的食物不管多好吃都不要随便往嘴巴里塞，否则大家生病了一定会后悔的！第二，我们现在还小，肯定不会抽烟喝酒，烟酒也是导致十二指肠溃疡的重要因素呢，所以同学们一定要告诉身边的叔叔阿姨们，少抽烟，少喝酒哦！这样大家一定会夸你们的！对了，还有就是精神不要过于紧张、要适当的休息，不要过度劳累，这些都注意到了，相信十二指肠溃疡就会离我们远远的了！

但是，如果我们已经得了十二指肠溃疡还怎么办呢？大家不要担心，只要听医生的话，很快就会好的，不过，我们也要自己加把劲，配合医生的治疗呢。不要再贪嘴馋了，凡是对胃有刺激的食物无论多好吃，多爱吃都千万不要再吃了，例如油煎食品、辛辣食品等。这些东西不吃了，那我们吃些什么好呢？我们要有规律的进食，每一次少吃一点，多吃几次就好了，还可以在餐间吃些饼干和糕点哦。豆乳制品虽然营养价值很高，但是得了十二指肠溃疡就不要吃了这些东西了。至于用药方面大家就只需听医生的话就可以了，这样一来，大家的病很快就会好了呢！

十二指肠溃疡有哪些并发症？

十二指肠溃疡疾病，如果不是很严重，那么我们可以通过药物、手术等方法来进行治疗，但是如果病情发生恶化，变得十分严重，那么这种时候就很有可能会出现一些并发症，十二指肠溃疡的并发症主要有以下几类：

出血：出血是溃疡发生到一定的程度的侵蚀到溃疡周围的血管，使血管破裂所致。其出血量的多少及对病人生命的危害程度取决于受到损

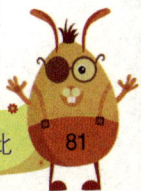

伤的血管的大小，当溃疡损伤的为毛细血管时，一般对病人危害较小，也不容易被发现，仅仅在大便隐血检查时才被发现；而较大血管受损时，可能出现呕血或者黑便甚至解鲜红。一般患者在出血前可出现各种消化道症状加重的情况，但当出血停止后上腹部疼痛反而减轻甚至消失。

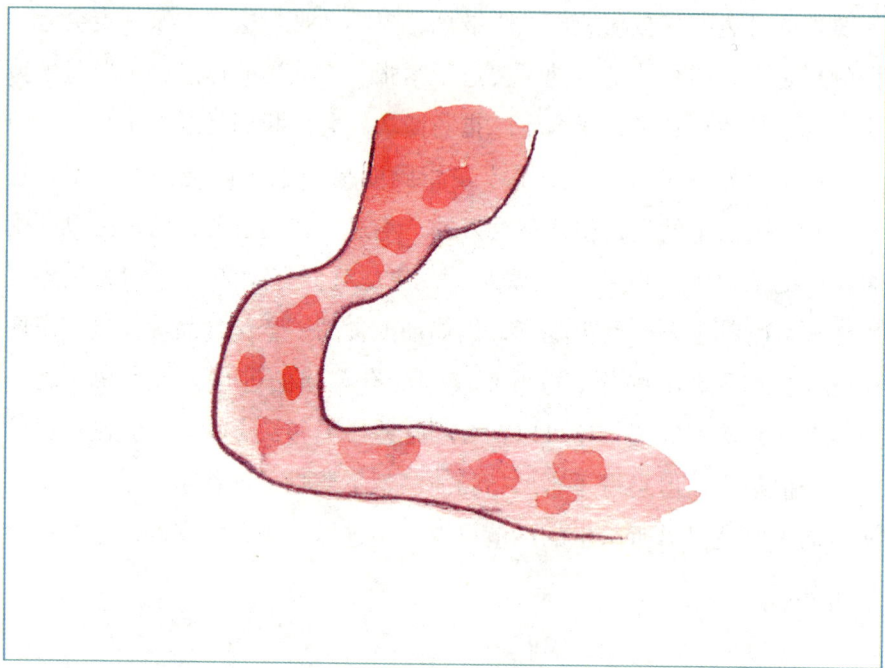

穿孔：一般的溃疡损伤在胃肠道的黏膜肌层，当溃疡持续进展深达胃肠道的浆膜层时，只剩下最外面一层类似于薄薄的一张纸，随时可发生急性胃肠道穿孔，穿孔后胃肠道内容物流入腹腔，导致急性弥漫性腹膜炎。表现为突然上腹部剧痛、恶心、呕吐、腹部呈板样，有明显压痛及反跳痛，肝浊音界及肠鸣音消失，腹部透视见膈下游离气体，部分患者甚至会出现休克状态，在这种状况下，患者应立即行急诊手术处理，否则随时都有生命危险。当然，随着现在医疗条件的提高及患者及时的

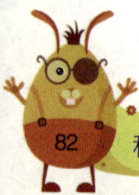

就诊等情况，穿孔的发生率并不是很高，临床上可分为急性、亚急性和慢性三种，只有急性穿孔才需行手术治疗。

幽门梗阻：幽门管的溃疡可致幽门括约肌痉挛，溃疡周围黏膜组织充血水肿，妨碍食物从胃到十二指肠的推送运动过程，可造成暂时幽门梗阻。在溃疡愈合后，因瘢痕形成或周围组织粘连引起幽门口持续性的狭窄。表现为胃排空时间延长，上腹疼痛，胀满不适；后期可以看见扩大的胃型轮廓，往往大量呕吐，吐后上述症状减轻或缓解，呕吐物常为隔宿食物，味酸臭。幽门梗阻有器质性和功能性两种。前者是因慢性溃疡引起黏膜下纤维化，导致瘢痕性狭窄，内科治疗无效，常需外科手术治疗，后者由于溃疡周围组织炎症引起充血水肿和幽门反射性痉挛所致，内科治疗有效。

癌变：与胃溃疡不同，多数学者认为十二指肠溃疡一般不会发生癌变。

小链接

如果不幸得了十二指肠溃疡，我们该做些什么？

首先，我们应该及时去医院寻求专业医师的帮助，千万不可自暴自弃，也不可胡乱就医；其次，我们应该严格按照医生的要求进行治疗，按时吃药，按时就诊；最后，我们还应该从自身做起，改变以往不健康不规律的饮食习惯和生活方式，避免食用不卫生、对身体无益的食物，多吃一些对身体健康有益的食物。

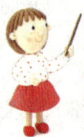 **师生互动**

学生：老师，现在对十二指肠溃疡疾病的治疗方法大致有哪些呢？

老师：现在对于十二指肠溃疡这一疾病的治疗方法主要有药物治疗、手术治疗和根除幽门螺旋杆菌治疗三种方法。其中，药物治疗的目标在于要消除发病病因并且控制疾病症状，从而促进溃疡愈合，预防疾病的再次复发并且避免一些并发症的出现。至于手术治疗方法，其实目前医学界对于十二指肠溃疡的治疗已经相当成熟，一般性的十二指肠溃疡不需要手术治疗，只要药物治疗即可，除非出现一些严重的症状如大出血、穿孔等，便需要利用手术来治疗。

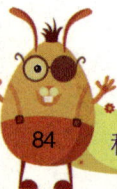

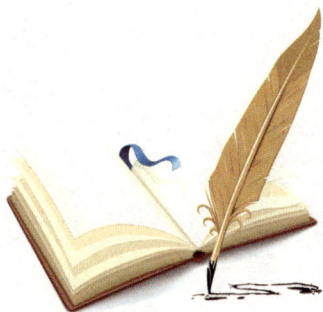

"寄生虫" 蛔虫

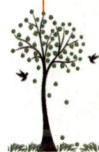

◎ 晚饭前，智智坐在餐桌旁等待妈妈端出
　美味的晚餐。

◎ 但是晚饭刚吃不一会儿，智智的肚子突
　然有些不舒服了，他表情十分痛苦地捂
　着肚子。

◎ 妈妈看到智智痛苦地捂着肚子，便匆匆
　忙忙地带他去看医生，医生仔细地检查
　后，缓缓地说道。

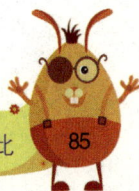

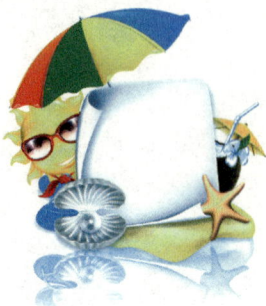

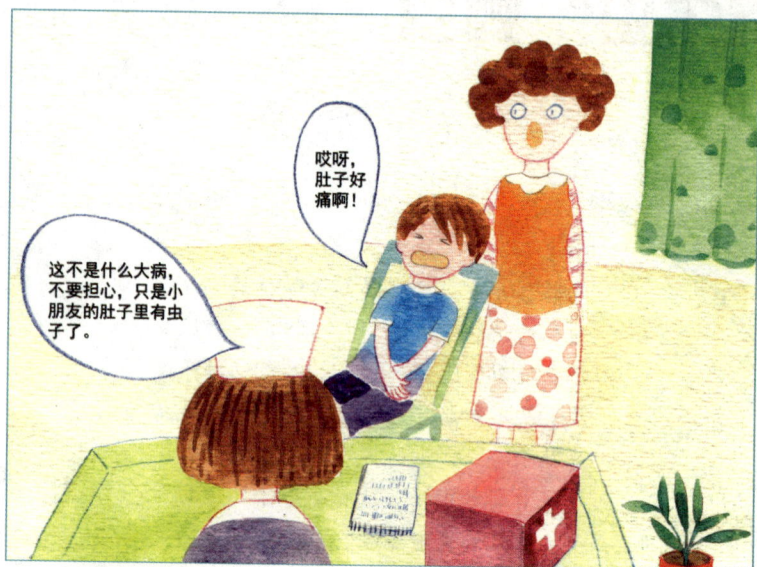

什么是蛔虫?

　　其实，不光智智的肚子里有蛔虫，在很多小朋友的肚子里，都有蛔虫。虽然我们不知道，但事实上是在我们体内是有很多寄生虫的，而蛔虫，就是肠道内最大的寄生线虫。蛔虫的成虫略带粉红色或微黄色，体表有横纹，雄虫尾部常卷曲。蛔虫的感染率非常高，高达 70% 以上。

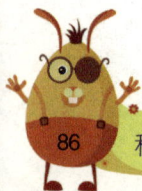

总体说来，儿童的感染率要比成人高。

蛔虫的成虫寄生在人体的小肠里，主要是吃我们肚子里那些半消化的食物。雌、雄成虫一旦交配，雌虫就会产卵。在人体排出粪便的时候，蛔虫卵也会跟着排出来，对环境造成污染。不要以为蛔虫卵被排出

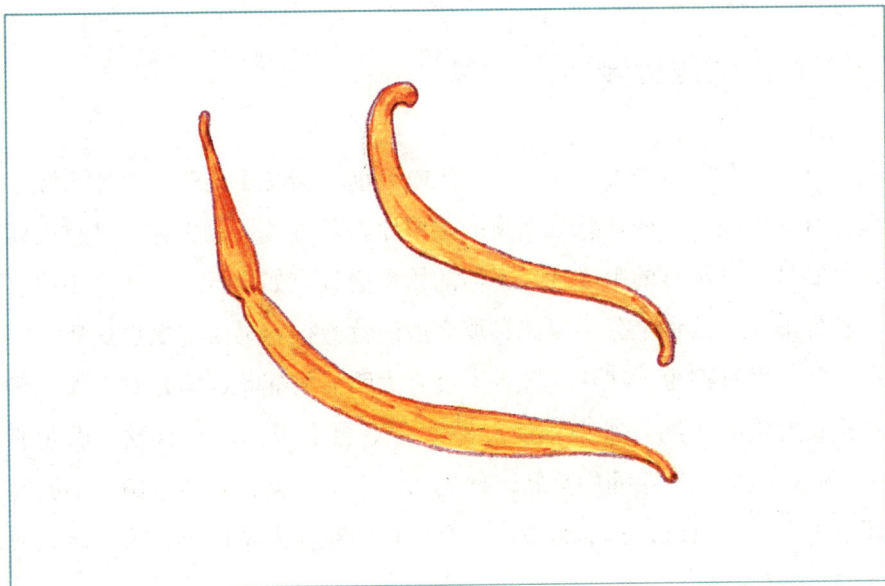

人体外之后就会死掉，要知道，它们的生存能力是很强的。在比较潮湿、荫蔽的环境里，如果温度又比较适宜，只需要短短的两周，蛔虫卵内的卵细胞就会发育成第一期幼虫。再过一周，就会在卵内进行第一次蜕皮，发育成感染期卵。如果这时候小朋友们接触到感染期卵，把它们吞进肚子里，它们就会在我们的小肠内驻扎下来，并孵出幼虫。幼虫可以分泌出透明质酸酶和蛋白酶，而且它们并不甘心只待在小肠，而是会入侵小肠黏膜和黏膜下层，钻入肠壁小静脉或者淋巴管，再从静脉进入肝脏。肝脏并不是它们旅行的终点站，它们会从右心到肺，然后穿破毛细血管，钻到肺泡里，它们的第二次和第三次蜕皮就是在这里进行的。

此后，它们会沿着器官和支气管运动到咽喉，被它所寄生的人吞咽之后，再回到小肠。在这里，蛔虫会进行第四次蜕皮，再过几周就会发育成成虫。成虫的生命力非常顽强，大约能存活年。而且雌虫的繁殖能力非常强，每条雌虫每日排卵多达 24 万个。在每个宿主体内，蛔虫的数量是不同的，有的可能有几十条，个别的可能会有上千条。

出现蛔虫的原因和治疗方法

有的小朋友也许要问了，我每天吃饭前都会洗手的啊，为什么肚子里会有蛔虫呢？小朋友感染蛔虫的主要原因是吞食了蛔虫卵，其感染途径主要是通过污染的手或食入不洁的饮食而致。如果日常生活中小朋友的脾胃虚弱，饮食十分不规律，那么他们就会很容易染上蛔虫疾病。

肚子里有蛔虫，症状较轻者不会有太明显的症状，但是对于那些病情比较严重的小朋友来说，他们经常会不想吃饭，没有食欲，面黄肌瘦，还可能会出现腹痛的症状。他们的便干稀不稠，有些生病的小朋友还会出现淡色白斑，其下唇或许还会出现颗粒样大小白点，舌苔薄腻或花剥，舌尖变红。

如果小朋友的肚子里出现蛔虫，那么一定要及时救治，否则就会对我们的身体健康造成一定的负面影响，现在最常见的蛔虫治疗方法主要有以下几种：

第一，驱虫治疗，这是通过药物治疗蛔虫的方法。常用的驱虫药有甲苯达唑（安乐士）、阿苯达唑（肠虫清）、左旋咪唑（驱钩蛔）、枸橼酸哌嗪（驱蛔灵、六一宝塔糖）。由于蛔虫在人体内寄生存活时间一般为一年左右，所以如果能避免再感染，大约一年的时间，蛔虫病就可以自己好了。

第二，胆道蛔虫症的治疗。这种治疗的原则为解痉止痛、早期驱虫和控制感染。早期驱虫可防止复发与并发症。蛔虫有厌酸习性，可选用

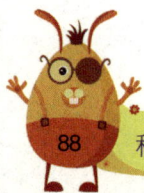

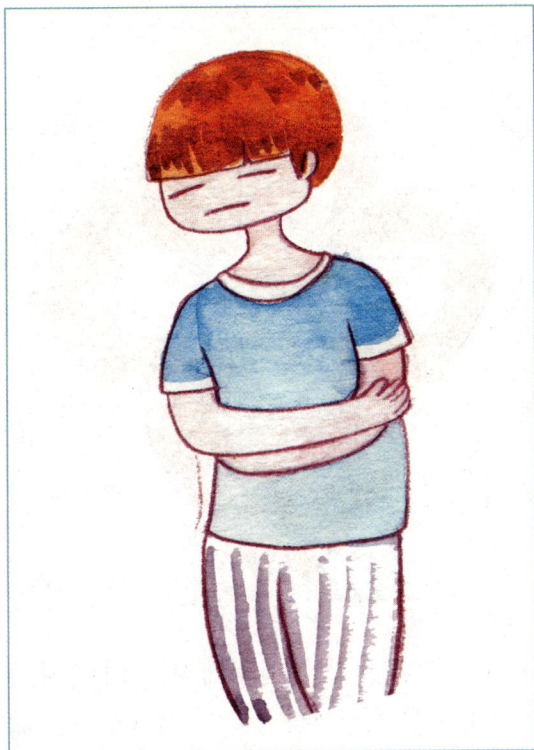

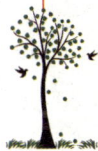

食醋一次2~4两，每天三次，以达到安虫的目的。

第三，蛔虫性肠梗阻的治疗。人体内的大多数蛔虫性肠梗阻是不完全性的，应及早治疗，包括胃肠减压、解痉止痛、禁食、静脉补液，腹痛缓解后驱虫。一旦发展为完全性肠梗阻，并发肠坏死、穿孔、腹膜炎，就应该及时手术治疗了。

日常生活中如何预防蛔虫疾病？

一旦感染蛔虫，千万不要害怕。在防治蛔虫病的时候，一般都会采取综合性的措施。包括查治病人和带虫者，处理粪便、管好水源和预防感染几个方面。

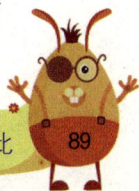

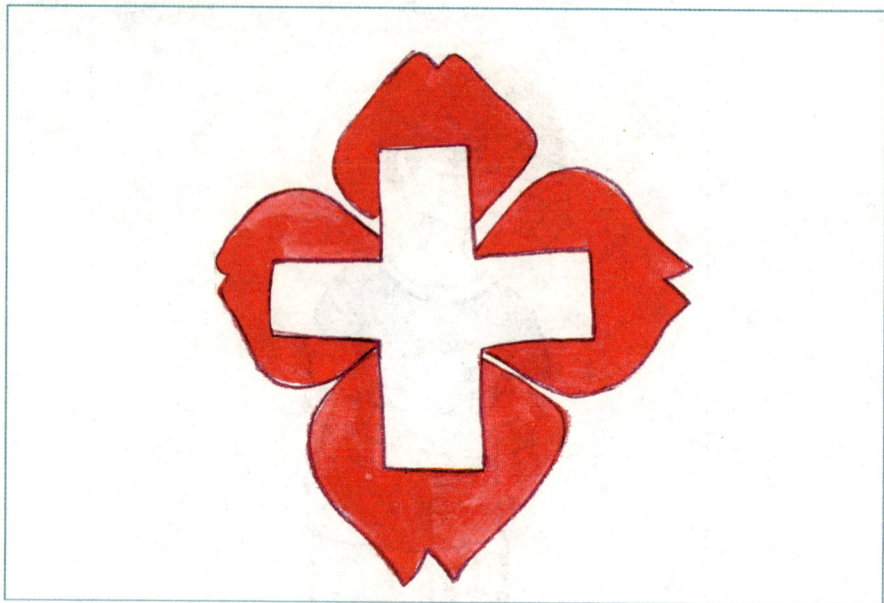

首先，要加强宣传教育，普及卫生知识，在日常生活中，一定要注意饮食卫生，饭前和便后都要洗手。吃蔬菜和瓜果之前，一定要洗干净。另外，尽量不要喝生水。这样就能够大大降低蛔虫卵进入我们体内的机会，防止感染蛔虫病。

其次，要使用无害化人粪做肥料。虽然有的人觉得使用人的粪便做肥料会比较绿色环保，但是这种方式无法切断蛔虫的传播。所以，要对粪便进行处理。在那些使用人粪做肥料的地区，可以采用五格三池贮粪法，这种方法可以让大部分的虫卵到沉降到池底，降低肥料中虫卵的含量，从而人感染蛔虫病的机会就会大大降低。另外，还可以采取沼气池发酵的办法，不但可以用来照明、煮饭，还能让肥效大大提高，称得上是一举两得。至于粪渣，也不用担心，每半年左右清理一次就可以，因为在隔了这么长时间之后，大部分的虫卵已经失去了感染的能力。

一旦感染蛔虫病，就应该对病人和带虫者进行驱虫治疗，这也是控制传染源的重要措施。驱虫治疗不但能够降低感染率，减少传染源，对

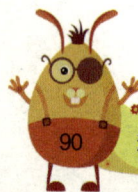

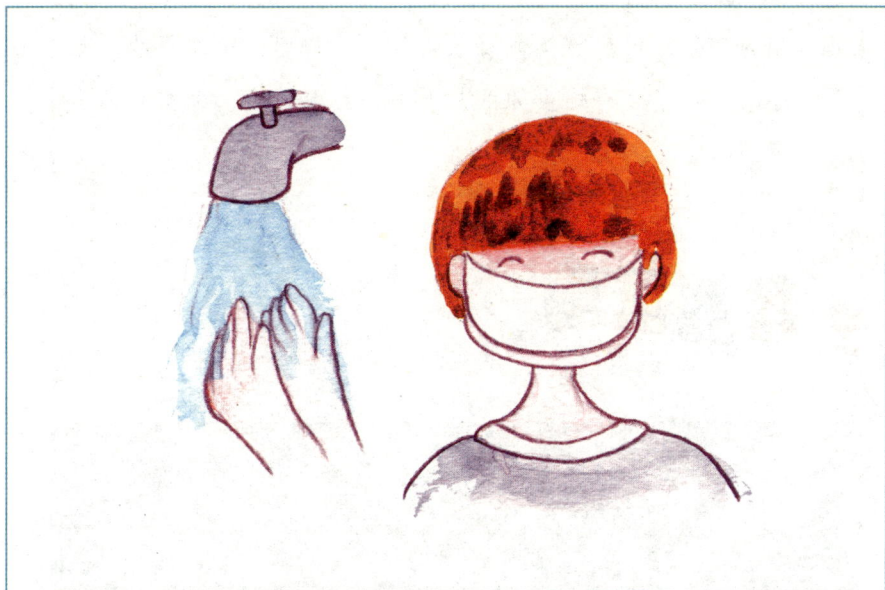

于改善儿童的健康状况也有很大的好处。至于驱虫的时间，最好选在秋冬季节，这时已经过了感染高峰，比较容易集中治疗。学龄儿童可采用集体服药。但是有一点要注意，驱虫可不是一次就能完成的，为了避免再感染，小朋友们最好每隔 3~4 个月驱虫一次。对有并发症的患者，应及时送医院诊治，不要自行用药，以免贻误病情。

小链接

在蛔虫病较为流行的一些地区，如果用人的粪便作为肥料，或者随地大便，就会导致蛔虫卵污染土壤。一旦蛔虫发育成感染性蛔虫卵，它就有很多办法可以使人感染。如果人接触到了被蛔虫卵感染的泥土，比如庭院的地面或者农田等，一不小心沾到手上，再不小心吞到肚子里，就会感染。另外，对于

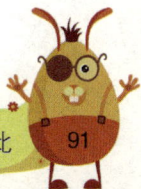

那些用粪便做肥料的蔬菜或者水果等，一定要洗干净再吃。如果不小心迟到了沾有蛔虫卵的胡萝卜、红薯之类，也有可能会导致感染。

师生互动

学生：老师，在日常生活中，我们应该如何避免蛔虫的出现呢？

老师：其实最基本的便是要注意个人卫生，养成勤洗手的好习惯，并且要注意饮食卫生，不吃不干净的食物，从源头上杜绝蛔虫的出现。

学生：那万一出现了蛔虫，可怎么办啊？

老师：就算肚子里出现了蛔虫，也不用害怕，及时告诉爸爸妈妈，让他们带你去医院就诊，就能及时解决这些问题。

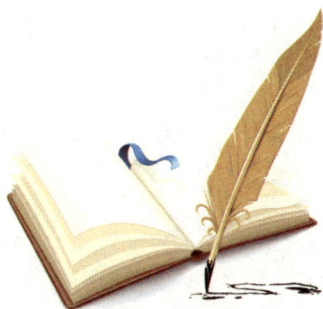

大肠的秘密

◎课堂上,老师正在给同学们讲述人体器官知识,这节课的主要内容是有关大肠的知识。

◎同学们听后,都兴奋地点了点脑袋,并希望老师可以尽快开始这堂课的内容。

◎老师看到同学们激动的表情后,微笑着开始为大家介绍有关大肠的知识。

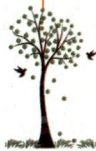

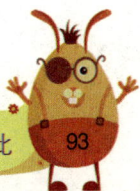

老师，快点开始上课吧。

同学们，我们这节课的主要任务是了解人体器官大肠的有关知识，大家一定要认真听讲哦！

要知道大肠对我们每个人而言都是非常重要的，是我们身体中极为重要的器官之一。

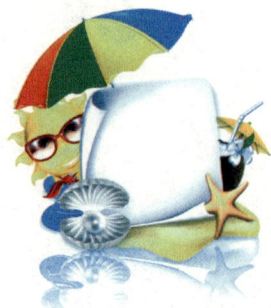

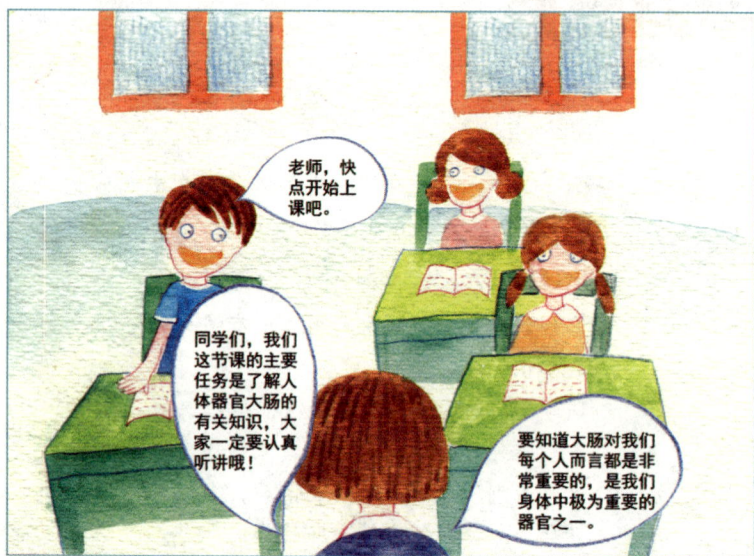

大肠的位置和作用是什么？

我们知道，人体内有小肠和大肠，这两者都是人体消化系统的重要组成部分，是我们每天吃进去的各类食物被消化和吸收的重要场所，二者缺一不可。大肠主要包括结肠和直肠，它的程度居然有 1.5 米长！是的，你没有看错。也许有的小朋友会说：我的个头都没有 1.5 米呢，大肠居然有这么长。可是，这确实是它真实的长度。它的主要任务是对肠

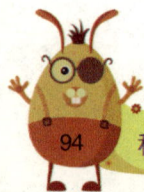

内食物杂质中的水液进行吸收，并将食物残渣所形成的粪便排出体外。它从回肠开始，看起来就像一个方框。大肠围绕在空肠、回肠的四周。从外形上看，大肠与小肠有着十分明显的不同，大肠的口径比较粗，肠壁较薄。

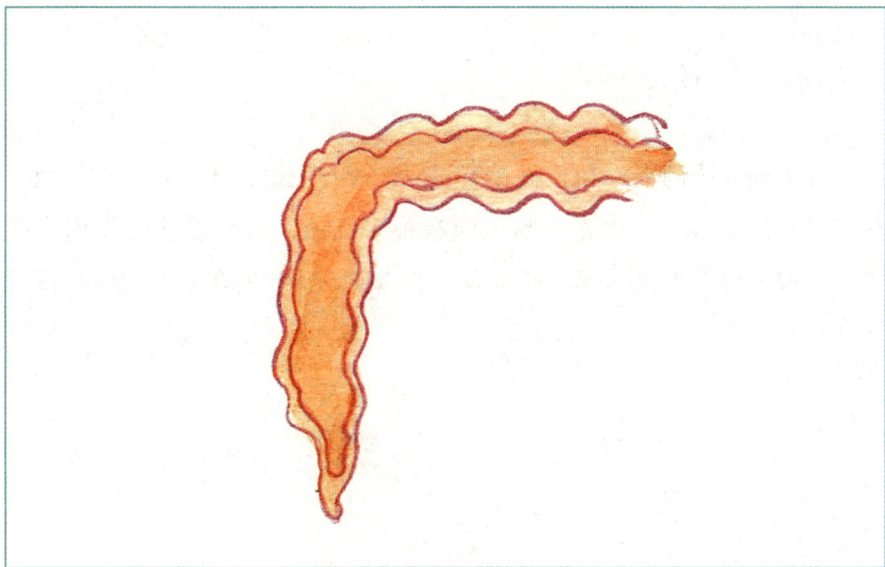

大肠主要由盲肠、直肠、结肠、横结肠、降结肠和升结肠六部分组成，其中盲肠和结肠最为特别，为什么这么说呢？因为它们有以下三个特征：第一，在肠表面，沿着肠的纵轴有结肠带，由肠壁纵行肌增厚形成；第二，有肠壁上的横沟隔成囊状的结肠袋；第三，在结肠带附近由于浆膜下脂肪聚集，形成许多大小不等的脂肪突起，称为肠脂垂。

对于我们人体来说，大肠的作用是十分重要的，具体来说，主要可以分为分泌和排泄这两大作用。

第一，大肠具有一定的分泌功能，比如大肠内的杯状细胞能够分泌黏液中的黏液蛋白，从而保护黏膜并且润滑粪便，使粪便更加容易被排出，同时还可以对肠壁起到保护作用。

　　第二，大肠还是食物消化吸收后进行排泄的主要场所之一，它的主要功能是进一步吸收粪便中的水分、电解质和其他物质，从而形成食物残渣和废物，并且最终将它们以便便的形式排出体外。

　　除此之外，大肠还具有吸收体内水分、无机盐和部分维生素的重要功能。怎么样，大肠的作用是不是非常重要呢？

大肠液和细菌

　　在大肠黏膜的上皮和大肠腺等部位，含有很多杯状细胞，它们的作用就是分泌黏液。所以，大肠里面有很多黏液。这些黏液的作用有很多，不但可以保护肠黏膜，还可以润滑粪便，让我们在上厕所的时候可

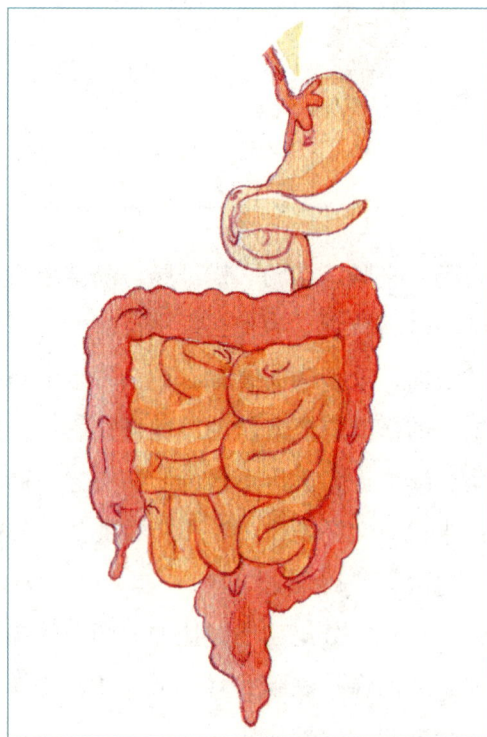

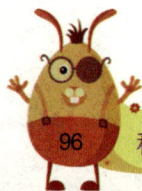

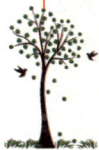

以容易将便便排泄出来。那么，大肠液是一直在分泌的吗？当然不是，在肠壁接受到食物残渣的刺激时，就会有大肠液分泌出来。

另外，大肠内存在很多细菌。很多小朋友一看到"细菌"两个字，就会大惊失色，觉得细菌非常可怕。其实，大肠内的细菌对我们是有好处的。这些细菌主要有两个来源：一部分来自于外界，就是我们吃到肚子里的食物，另一部分来自于内部，就是我们大肠内的细菌繁殖出来的。对于一般的细菌来说，我们的大肠简直就是它们的"乐土"，因为这里的温度和酸碱度都十分适宜它们的生长。这些细菌可以利用大肠里的东西作为"原料"，合成某些维生素，例如硫胺素、核黄素及叶酸等B族维生素以及维生素K，这些维生素对于人体的代谢和维持某些功能的作用是不可小觑的。所以，在日常生活中，我们不能随便吃药，也不要长期或者错误地使用抗生素，因为这可能会杀死或者损伤我们大肠内的细菌，导致维生素的合成和吸收不良，导致疾病发生。

看到这里，也许有小朋友要问了：那如果我不去管它，肠道内的细菌会不会一直繁殖下去，把我的肠道占满呢？其实，这个问题不必担心，因为在正常情况下，我们肠道内的菌群是比较稳定的，它们之间也会有相互作用，保持在一个较为稳定的状态。

大肠的运动和保护

在日常生活中，我们每天都要运动，去学校啦，上体育课啦，都需要运动。但是你们知道吗？其实大肠也是会运动的。在电视广告里，我们经常可以看到"让肠道动起来"的画面。那么，我们的肠道真的会动起来吗？其实，大肠的运动形式并不像小肠那样种类繁多，其主要的运动形式有两种：一是混合运动形式，二是推进运动形式。大肠的这两种运动形式，跟小肠的运动形式的作用一样，都是其各自能够发挥消化、吸收以及排泄食物残渣等重要作用的保障。

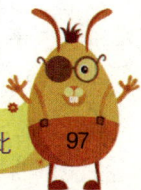

正如上边所讲到的，大肠对我们的身体有着十分重要的作用，因此我们要注重其健康问题。那么日常生活中，我们可以通过怎样的方法来保护我们的大肠呢？最简单、最直接的一个方法便是在饮食上要多加注意，通过饮食调理来保护我们的大肠健康，具体做法如下：

第一，在日常饮食中，我们应当注意对热量的适当增加，一些高热量的食物主要包括糖块、西米、粉丝等等，热量对我们的身体健康有着十分重要的作用，因此要注意饮食中的热量摄入。

第二，我们要在饮食中注意少吃一些含钾含钠量过高的食物，比如含钾量过高的食物有紫菜、菠菜、韭菜、芹菜等，含钠量过高的食物有食盐、咸菜、榨菜等。之所以要少吃这一类食物，是因为这些食物中的钾和钠含量都过高，如果过多食用，会对我们的身体造成一定的负担和负面影响。

第三，除了热量的摄入和增加外，我们还应多吃蔬菜，多食用粗纤维食物，以此来增加我们体内的纤维素。

总而言之，我们一定要在日常生活中对我们的饮食多加注意，只有这样我们才能拥有健康的身体。

除了在饮食上多加注意外，我们还可以通过增强体育锻炼来保护大肠。平时多做点运动，有助于帮助我们提高身体素质和整体的疾病抵抗能力，继而我们的身体便会保持在一个较为健康的状态。

此外，我们还可以在日常生活中多了解一些有关身体健康和疾病防御的知识，对自己的身体状况和健康问题有一个全面而深入的了解。当然了，我们还可以通过水疗的方法，以此来清洗我们的肠道，从而清除肠腔及肠黏膜上的有害微生物以及滞留在肠道内的有毒物质和食物残渣等。

小链接

大肠除了混合运动形式和推进运动形式这两种运动形式外，其结肠部分的运动形式与小肠的分节运动和蠕动这两种运动形式有着十分相似的特点，但是结肠部分的运动频率要比小肠慢很多，这主要是由于大肠吸收水分、储存粪便的作用影响造成的。

结肠的另外一种运动形式被称作集团运动。这是一种进行很快并且移动很远的强烈蠕动。这种运动每天大约发生 3~4 次。通常发生于饭后。是胃内食物进入十二指肠时，由十二指肠→结肠反射所引起。集团运动会从横结肠开始，可将一部分大肠内容物一直推送到结肠下端，甚至推入直肠，引起便意。

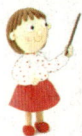

师生互动

学生：老师，什么是大肠的排便反射？

老师：大肠内的排便实际上是一种反射活动。当粪便进入直肠时，便会刺激直肠壁内的感受器，这种刺激冲动会沿着体内神经传至脊髓腰骶部的初级排便中枢，同时还会上传至大脑皮层，从而引起便意，这就是所谓的排便反射。

学生：那是不是在我感觉到便意的时候，就应该赶紧去便便呢？

老师：如果你感觉到便意，而且正好附近有厕所，最好是赶紧去排便，憋住大便对我们的身体是不好的。

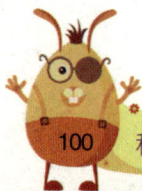

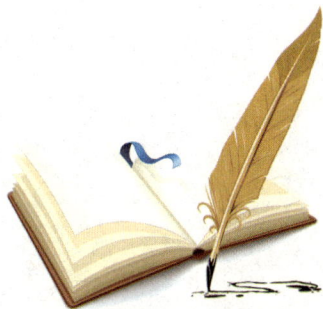

盲肠和盲肠炎

◎老师正在课堂上为同学们讲解有关盲肠
的知识。

◎智智听后，举手提问道。

◎老师听后点了点头，转过身来认真地
说道。

◎同学们听后，都十分担心，老师继续对
大家讲道。

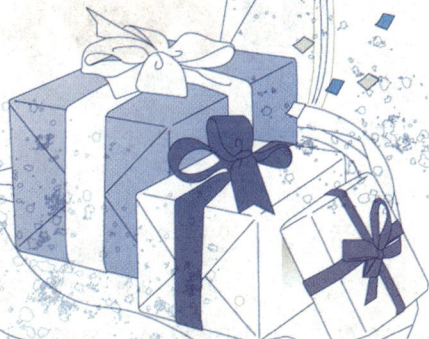

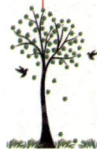

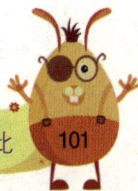

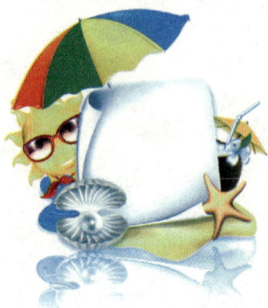

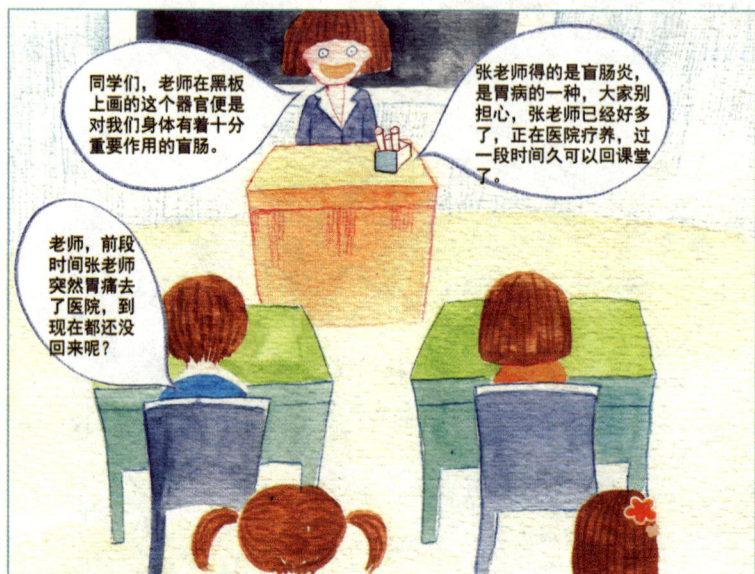

盲肠和盲肠炎是什么？

在生活中，一提到"盲"字，我们马上就会想到平日里生活中看到的那些盲人。但是你们知道吗，在我们的肚子里有个器官，也和"盲"字有关，它叫做盲肠。盲肠是大肠中最粗、最短、通路最多的一段。在十二指肠右后方，可见到盲肠的一部分。如果我们拉开盲肠观

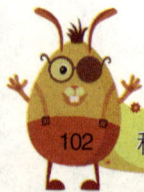

察，就能看到两条长的盲管，盲端朝后。盲肠是大肠的起始部，下端为膨大的盲端，盲肠的左侧与回肠末端相连，上续升结肠，以回盲瓣与升结肠及回肠为界。

在我们人体内，盲肠的作用并不是十分明显，而植食性的动物则有一长袋状盲肠，特别是那些不能反刍、以消化纤维素食物为主的动物。盲肠周围都是间接腔隙：前面是前外侧壁、后为后腹壁及髂腰肌、内为回肠及系膜窦、外为结肠外侧沟、上续升结肠，下对盆腔。盲肠有三个管道，分别是向内通回肠，向上通升结肠，向内下通阑尾。可见，盲肠的名字虽然不惊人，但是它的作用还是非常重要的。

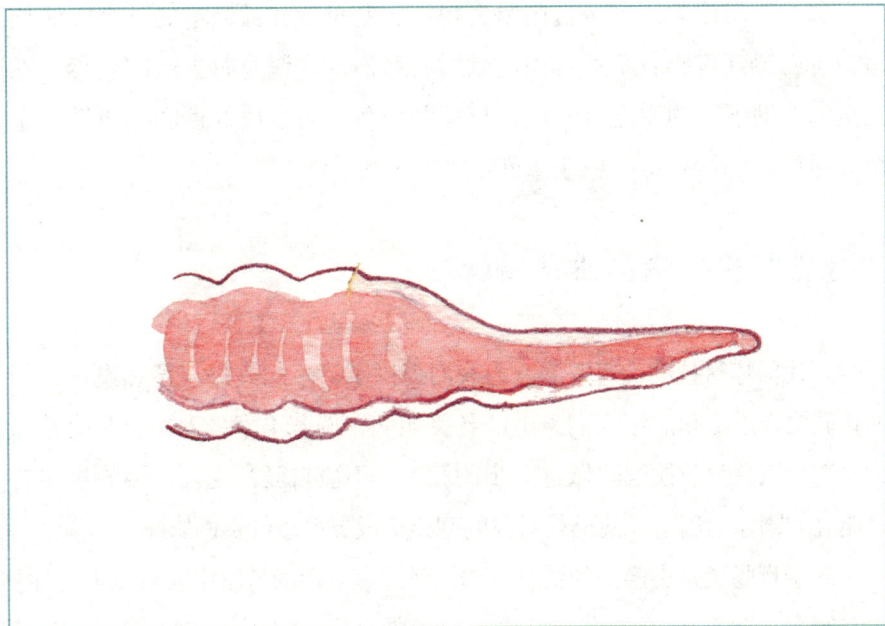

盲肠每天都在勤劳地工作，有时候也会发发"小脾气"，这时候人就会得盲肠炎。盲肠炎，其实就是发生在盲肠上的一种疾病。一般情况下，由于阻塞，就会发生盲肠炎。在患盲肠炎的患者中，有65%是由

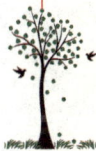

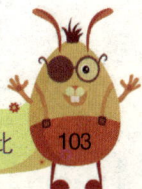

于黏膜下淋巴的滤泡增生过盛而导致阻塞发炎，通常小孩身上发生的盲肠炎都是这个原因。另外，老人们发生盲肠炎大都是因为粪便滞留在盲肠而导致的。

由于盲肠和阑尾很近，所以有时候盲肠炎会被误诊为阑尾炎。有时候，就算医生来帮我们诊治，也可能误诊。那么，是不是我们就无法分清盲肠炎和阑尾炎了呢？不是的。在接受医生的诊治时，最好把自己的发病时间和过程告诉医生，这样就能帮助医生正确地帮我们诊治，及时解除病痛。

如果得了盲肠炎疾病，人体会表现出一定的不适，如胃痛腹痛，恶心呕吐，食物不振等，严重的还会出现盲肠出血、穿孔等并发症。

那么我们该如何判定自己是否得了盲肠炎呢？最基本的一个做法便是当自己感到盲肠有不适现象出现时，我们就应该及时去医院就诊。在医生的帮助下，利用先进的医疗仪器和设备来对自己的盲肠健康做一个全面而详细的检查，防患于未然。

治疗盲肠炎疾病的方法有哪些？

现代医疗科技的飞速发展，为我们提供了诸多的先进仪器和设备来帮助我们检查预防和治疗我们身上的各类疾病。倘若不幸患上了盲肠炎，那么我们应该及时前往医院做进一步的救治，不应自己乱吃药，因为这很有可能会加剧你的病情，甚至是对你的健康造成更严重的负面影响。

对于盲肠炎这类疾病的治疗方法，目前最常用的方法主要有以下两种：

第一，最普遍的药物治疗法。有病要吃药，但不是乱吃药。对于盲肠炎的药物治疗法，我们一定要在医生的指导下正确服用恰当的药物，以此来达到治愈或者控制病情的目的，同时也可以更好地预防病情复发，避免一些并发症的出现。

第二，采用手术治疗方法。这是现代医学中最常用的治病之法，但

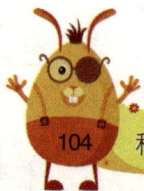

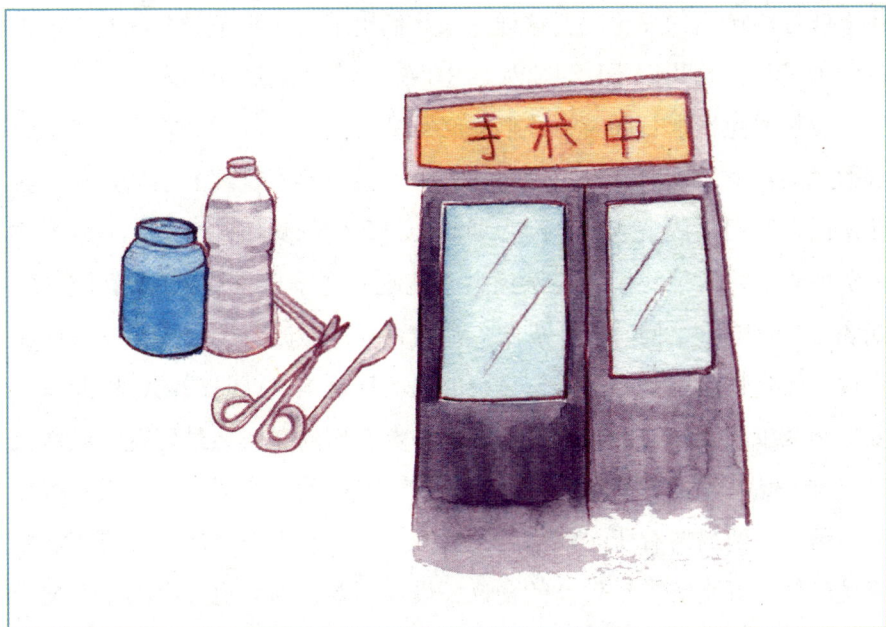

一般都是针对疑难杂症、大病而言，只有这些大病采用手术治疗才能在实质上凸显出手术治疗的优势与价值，同时也能获得较为理想的救治效果。对于盲肠炎这类疾病而言，目前医疗界的救治水平已经相当成熟了，因此一般性的盲肠炎根本不需要采用手术治疗的方式，普通的药物治疗就能起到很好的治愈效果，反而开刀动手术显得有点麻烦和不必要了。但是，如果盲肠炎疾病特别严重，普通的药物治疗不能起到治疗和控制的效果，就必须采用手术治疗方法了。

为了预防和治愈盲肠炎疾病，日常生活中我们应该在饮食上注意哪些问题？

　　如果你患了盲肠炎，医生可以根据你的具体症状来选择药物或者手术的方式来帮助你控制病情并最终治愈疾病。但是我们为什么不能从源头上就杜绝疾病的发生呢？这样一来我们也就不用再遭受药物甚至开刀的痛苦了。因此我们要从日常生活中做起，预防盲肠炎的发生。

要想避免患上盲肠炎，我们就必须从个人饮食问题上着手，养成良好的生活习惯，按时作息，规律饮食，保持健康而合理的生活规律。具体来说，我们要戒烟戒酒，因为烟酒会对我们的身体健康造成非常严重的负面影响，此外我们还要避免过多地吃一些辛辣生冷的刺激性食物，如烧烤、咖啡等，同时还要少吃点甜食，如冰激凌等，也要少吃一些味道过酸的食物，这是因为我们盲肠的内部环境本身就是酸的，因此我们要尽量减少酸性物质的摄入。急性盲肠炎发作的时候，最好吃一些清淡的流质食品，比如米汤、藕粉、薄面汤、杏仁茶、清汤、淡茶水、去皮红枣汤。等到病情有所缓解之后，再慢慢吃一些少渣半流食。对于那些容易产气或者脂肪含量较高的食物，最好不要食用。也许有的小朋友会觉得忌口很痛苦，可是这是对治病有好处的，一定要忍住哦！

如果肚子特别疼，最好连水都不要喝了，先让肠胃获得足够的休息，等到肚子没那么疼了，再稍微吃点东西。要注意的是，那些生冷、花椒、醋、辣椒之类的东西，一定不能吃，咖啡和可可之类也不能喝。

小链接

盲肠炎是盲肠疾病的一种，如果我们注意在饭后不要进行太过剧烈的体育运动，就可以在某种程度上降低盲肠炎发生的可能性。但是如果患上了盲肠炎疾病，我们需要记住以下几点：首先要抓紧时间，争取及时得到救治；其次千万不要将病情拖延；继而不要乱吃药乱投医；最后不要用热水袋来敷腹部，这是因为对盲肠患者而言，热水袋的热力透入腹内，只会使盲肠发炎加速。

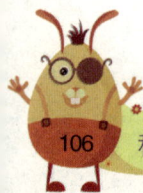

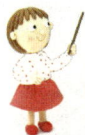

师生互动

学生：老师，除了在饮食上多加注意外，我们还能做些什么来预防盲肠炎？

老师：除了在饮食上多加注意外，我们还可以在平时加强自身的体育锻炼，增强体质，提升自身的免疫能力，以此来抵抗疾病的侵袭。另外，我们也要注意自身情绪和心态的调整，平时注意多给自己一些时间去休息，防止过度劳累，要给自己营造一个健康合理的生活作息规律。

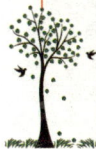

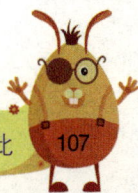

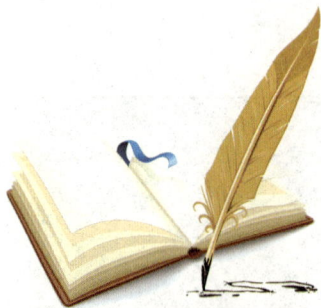

什么是阑尾和阑尾炎

◎ 什么是阑尾和阑尾炎？

◎ 智智正在家中和邻居家的小玩伴慧慧开心地做着游戏，突然慧慧捂着肚子大声叫疼。

◎ 正在厨房忙着做饭的智智妈妈满脸焦急地跑过来。

◎ 慧慧仍旧哎哟、哎哟地叫着，大哭着用手指着右下腹的位置，表情很痛苦。

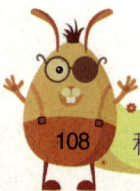

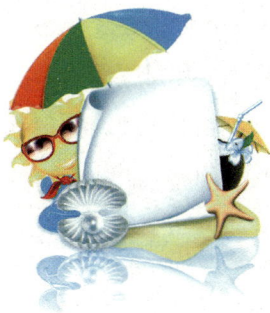

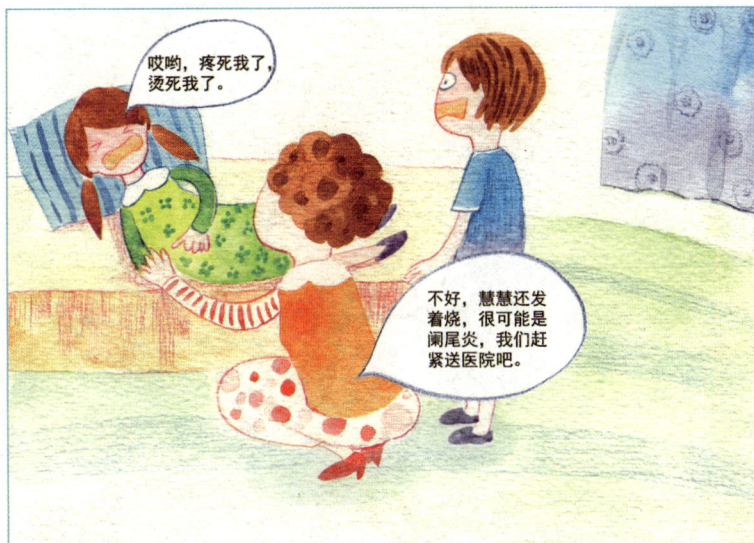

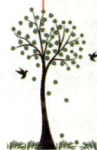

什么是阑尾？阑尾具有什么功能？

阑尾实际上是一根细而弯的盲管，通常位于腹部的右下位置，在盲肠和回肠中间的地方。因为每个人的体质和身体具体状况不同，所以每个人的阑尾的活动范围都不同，甚至会有很大的变化。阑尾有个尖端，可以伸向身体的各个方位。根据调查，回肠后位和盲肠后位的阑尾最多，盆位和盲肠下位等区域也有分布。一般情况下，阑尾长约 7～9 厘

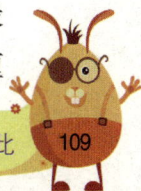

米，和盲肠相连，从盲肠处开口。外径大约0.5～1厘米，内径更是十分狭小，最小时只有0.2厘米，真可谓是人体内部最小的器官。

在日常生活中，很多人对阑尾存在着误解，甚至认为阑尾无用，可以随意切除，以防发生炎症招惹病痛。其实不然，存在即合理，一般我们认为，阑尾的功能主要是针对胎儿和青少年而言的，因为胎儿和青少

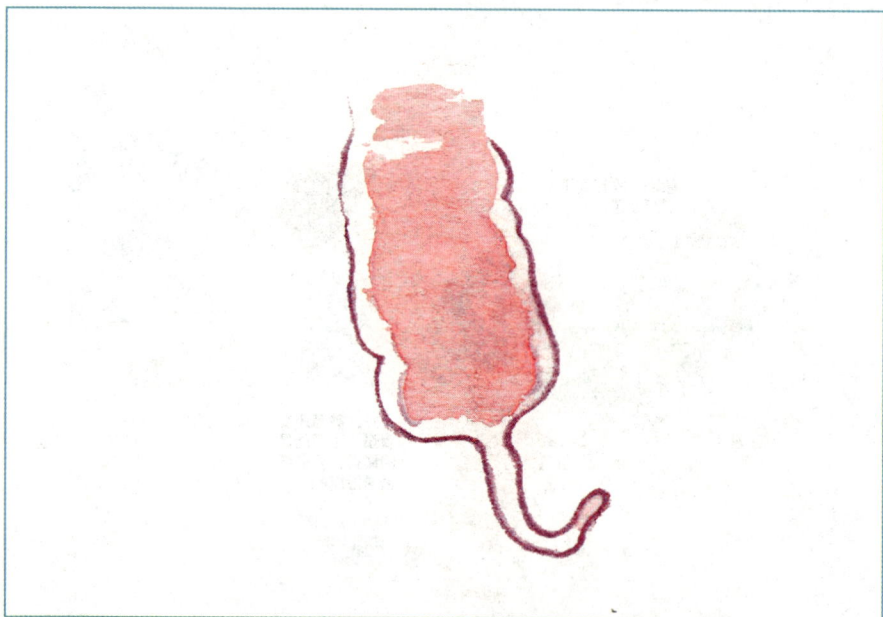

年的阑尾遍布淋巴，可以传输淋巴细胞。我们知道，淋巴细胞是具有免疫活性的，所以在胎儿和青少年时期，我们体内的阑尾可以作为免疫器官之一。近年来，美国俄克拉荷马州生理学教授劳伦·马丁在进行了长年的对阑尾的研究之后，得出了胎儿的阑尾可以产生内分泌细胞的结论。在内分泌细胞产生之后，各种生物肽和肽激素以及一些能帮助身体进行自我平衡的化合物也会随之而产生。不仅如此，阑尾的存在还能催熟我们体内的B淋巴细胞，促进我们身体的免疫功能，并且能产生各种消化酶帮助肠管蠕动。

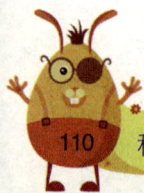

　　这样看来，阑尾还是具有很大的作用的呢，我们可要善待阑尾，千万不要抱着"阑尾是人体内部进化过程中退化的器官"的旧观念而把阑尾随意切除哦！

阑尾炎的形成和症状

　　阑尾炎是指阑尾由于某种因素引发的炎症，属于腹部科类疾病，在日常生活中较为常见和多发。阑尾极易发炎的原因是阑尾壁上有着非常多的淋巴组织，容易诱发阑尾腔的梗阻，食物残留物质、粪便与阑尾所分泌的物质相结合而沉积的物质、各种寄生虫等等都可能引发阑尾的梗阻问题，于是阑尾就呈现出了炎性的不良反应。

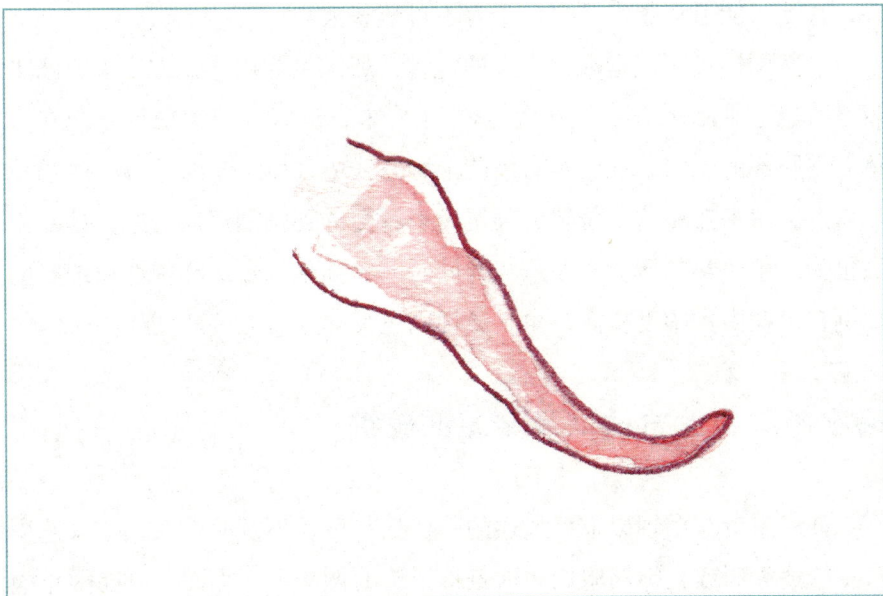

　　阑尾发炎还有一个原因，就是由于阑尾腔内积聚了极其繁多的肠道细菌，发生阑尾梗阻时会导致阑尾腔内的压力变高，进而影响阑尾壁正

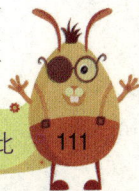

常的血循环，并损害黏膜，使得细菌更方便进入阑尾，最后引发阑尾的化脓性感染。

此外，胃肠道紊乱也可能会造成阑尾壁内肌肉的痉挛，从而使得阑尾壁的血液循环受到严重影响和干扰，也会导致阑尾发炎。

阑尾发炎后，病人会有一些典型的症状表现：例如右下腹疼痛、恶心呕吐、便秘或腹泻、体温升高、食欲不振和腹胀等等。急性阑尾炎病发后，病人一般会感到上腹部或肚脐附近有隐隐作痛，腹痛几小时后会下移至右下腹部痛。通常情况下，刚开始时病人只是食欲不振、恶心呕吐、全身乏力等较轻的症状。当出现这类症状时，千万不能掉以轻心，应当立即前往医院救治。阑尾炎能否治愈成功取决于是否及时就医并进行准确的诊断、治疗，若送医及时，阑尾炎可以在短时间内病愈出院。但如果延误了就医，很可能会引发腹腔囊肿、化脓性门静脉炎等并发症，甚至可能造成患者死亡，千万不可疏忽大意。

既然阑尾炎可能造成这么大的危害，那医生要用什么方法来诊断患者是否患上了阑尾炎呢？19世纪80年代末，美国人麦克伯尼发现在人体右下腹部的位置，肚脐与右髂前上棘联线中外侧1/3的地方有限局性压痛点，用手按压这个位置，阑尾炎患者会感到剧烈疼痛，这一诊断方法也为后来医学临床所常用。与此同时，白细胞的数量和中性粒细胞的比例在短期内大幅度提高，也是急性阑尾炎的症状之一。

治疗阑尾炎的方法以及阑尾的养护

许多患者在出现以上所描述的一些症状后，不及时就医，在家选用自备的消炎药或止痛药服用，这是不正确的做法。一方面，可能因止痛而使病情被掩盖，延误诊断，由于阑尾炎的炎症发展速度相当之快，会引发并发症甚至导致死亡，其后果不堪设想。另一方面，由于许多人对阑尾炎的认识不清或存在认知上的误区，将阑尾炎视同为盲肠炎，容易

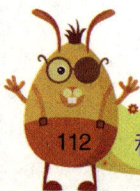

发生错投医的现象。因此，若病人出现阑尾炎的症状，应当将其立即送往医院治疗，切勿延误诊疗。所以，如果小朋友们出现肚子疼，或者你周围的同学有出现肚子疼的情况，一定要在第一时间通知家长或老师，在他们的带领下，去正规医院接受检查和治疗。以防病情加重，而导致可怕的后果。

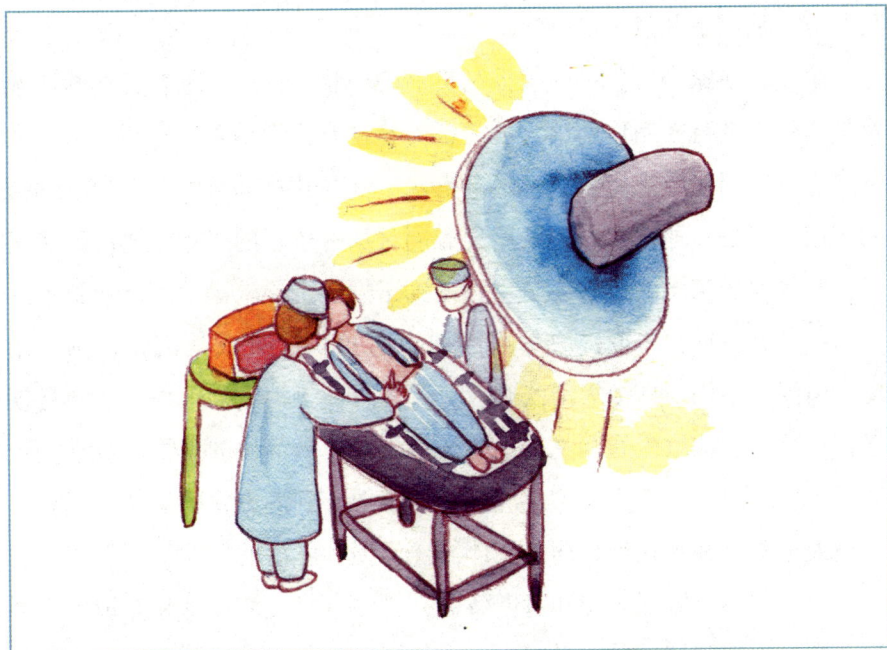

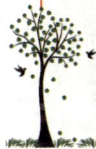

　　一般情况下，急性阑尾炎一经确诊，除非病人坚持不接受切除手术、客观情况不允许进行手术，或患者存在手术禁忌等情况，都应尽早对病人进行阑尾切除手术。病人若仍处在早期症状就切除阑尾，在手术操作上会比较简单，并且手术后不容易诱发并发症。若病人的阑尾已经穿孔、脓肿或者化脓坏疽，此时再施行阑尾切除手术，不仅比较困难而且手术后很可能会出现并发症。阑尾切除手术应当按照麻醉→探查和选择切口→找到阑尾位置→处理阑尾系膜和根部的顺序来进行。手术前还

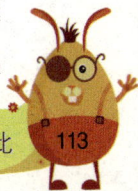

应当对病人使用抗生素，以确保手术后伤口不被感染。

在阑尾切除手术完成后，绝大多数病人都可以在短时间内消退炎症并痊愈出院，但是出院后切不可漠然置之，对此毫不重视。因为阑尾炎是很容易复发的，病人必须做好术后的养护工作，并随时关注自己的身体健康状况变化，一旦发生病情复发的情况，英及时前往医院进行二次救治，以免病情发展得更严重。一般情况下，如果家中有阑尾炎患者，我们应当从以下几点来进行养护：

第一，在家中常备一些可控制炎症的药物，在一出现有炎症的情况及早用药，及时控制住病情。可常备的药物有：青霉素、链霉素、庆大霉素、先锋四号、螺旋霉素、阿奇霉素。这些药物都可以对炎症起到抑制作用，但是只适用于处于阑尾炎先期且病症较轻的患者，建议已经病发，并且疼痛难忍的患者还是尽可能到正规医院寻求医生的专业救治。

第二，在饮食方面，应尽可能向患者提供流食或半流食，例如米汤、肉汤、牛奶、稀饭等清淡有营养，并且便于消化的食物。切勿暴饮暴食，且不能饮酒吸烟和吃生冷、辛辣类等不易消化的食物。对刚进行完阑尾切除手术的病人，家属应特别注意要等到病人胃肠活动恢复后再让病人进食，并密切观察病人的体温、大便和脉搏的情况。

第三，不要剧烈运动和过度疲劳，应注意术后的休息和养护，剧烈运动容易引起病情复发，过度疲劳会使抵抗力降低，这些都是患者本身应当注意的事项。

小链接

对幼儿、老年人、孕妇这三类特殊人群的阑尾炎应当予以特别重视：

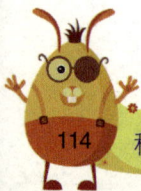

首先，婴幼儿阑尾发炎，很容易引发穿孔和并发症，且对婴幼儿的阑尾炎不易诊断，对这类人群，若确诊为阑尾炎后应立即进行切除手术。

其次，老年人由于阑尾壁较青壮年更薄，且普遍有血管硬化的状况，也很容易发生阑尾穿孔的问题。另外，由于老年人大多反应较慢，腹痛症状不明显，极易延误诊断，也是需要特别注意的一类人群。

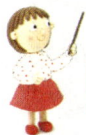

师生互动

学生：老师，我们能从哪些方面预防阑尾炎呢？

老师：首先，当然是要加强体育锻炼增强我们的体质啦，只有保持身体健康才能抵御各种疾病的发生，阑尾炎也是一样的。其次，也是最重要的，小朋友们千万要注意不能受凉，不能吃不干净的食物。要讲究卫生，勤洗手，不吃不洁的食物，拒绝"三无"食品，保证肠道健康。一旦发现有便秘和肠道寄生虫的情况出现，千万要记得去医院及时就医，不要延误治疗哦！

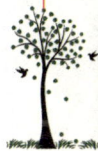

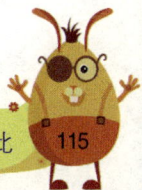

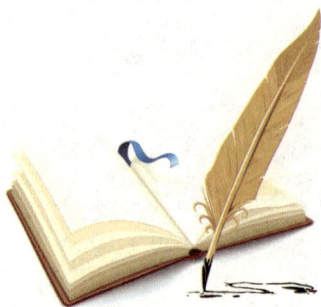

人体的储尿厂——膀胱

◎ 老师正在课堂上为同学们讲解有关膀胱的知识。

◎ 智智兴奋地举起手，老师点名叫智智回答问题。

◎ 老师微笑着向智智点点头，并继续讲课。

◎ 同学们都你看我，我看你，纷纷摇摇头，于是老师开始向大家介绍与膀胱相关的知识。

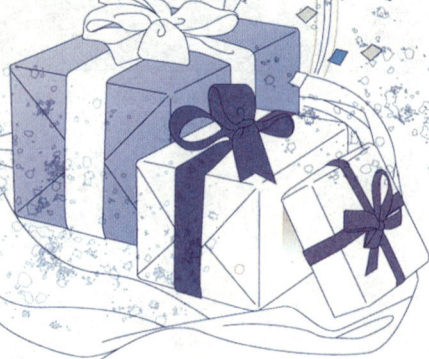

老师，膀胱就是我们体内用来储存尿液的器官啊。

同学们，你们知道膀胱的功能是什么吗？

智智同学回答得很正确，膀胱的主要功能就是储存水液，经汽化，排出尿液。膀胱位于我们身体下腹前部的中央位置。

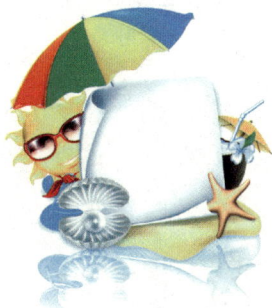

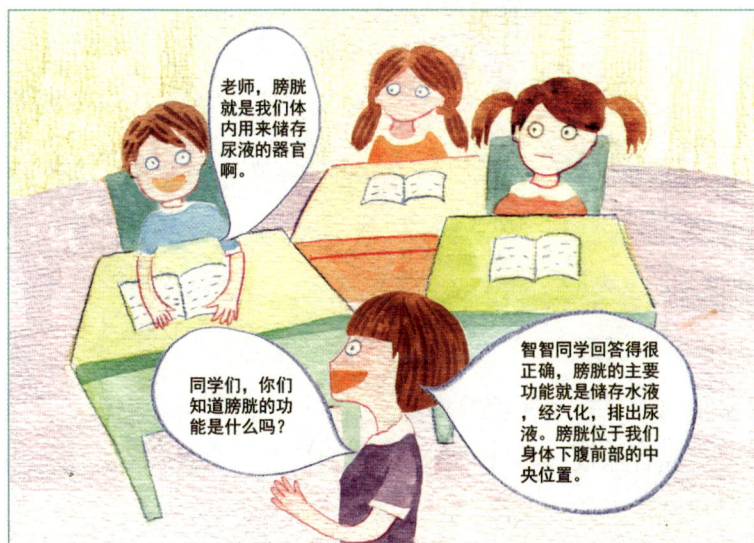

酒囊似的膀胱！

有一个成语叫做酒囊饭袋，说的是只会吃喝而不会做事的人，含有讥讽意味。但是退一步说，膀胱在人体中的作用就相当于这个"酒囊"，只不过起的是积极作用，其中盛的也不全是所谓的酒啦！

简单说来，膀胱就是哺乳类动物体内的储尿器官。外形就是由平滑肌组成的囊型器官。位于骨盆内部，后端开口与尿道相连通，两者交界

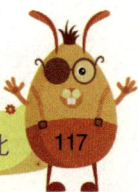

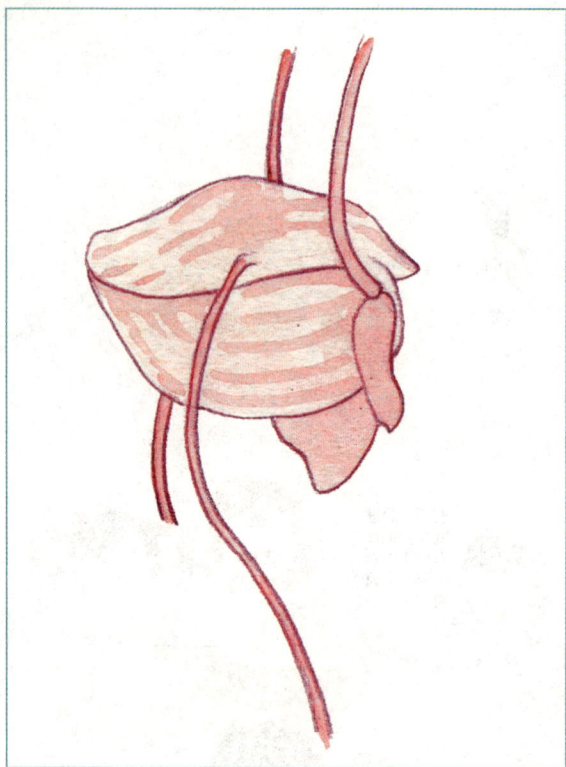

处有特殊的肌肉以控制尿液的排出。当然有人对膀胱不以为然，认为它不过就是个储存尿液的器官而已，杀毒有肾脏，膀胱其实并无大用。这种想法是极端错误的。人体中的任何一个器官都是独一无二的，有自身存在的道理和依据。

关于膀胱的位置，相信大家都会觉得很有趣。在人的婴幼儿时期，膀胱的位置较高，位于腹部。而在成年之后，由于身体内部结构的一些变化，膀胱逐渐降至骨盆，并且最终在骨盆内部定居下来。

膀胱的结构一般有膀胱壁、浆膜层、肌肉层和黏膜层。其中膀胱壁有三层，由内向外分别是黏膜层、肌层和外膜。

浆膜层包围着膀胱后上两侧和顶部。而肌肉层分为逼尿肌和膀胱三角区肌。

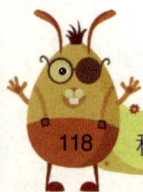

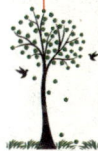

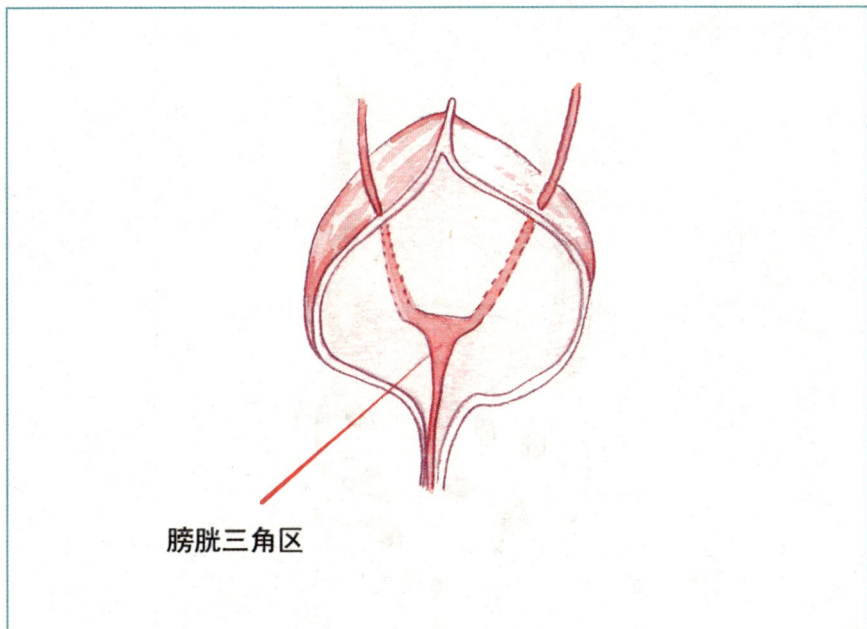

膀胱三角区

　　黏膜层为极薄的一层移行上皮组织，和输尿管及尿道黏膜彼此连贯。黏膜在三角区由于紧密地和下层肌肉连合，所以非常光滑。黏膜下层只存在于三角区以外的区域，具有丰富血管，有弹性的疏松组织，它将黏膜和肌肉层彼此紧连着，彼此亲密无间。

　　酒囊内部平滑得无可挑剔，然而膀胱内部却要复杂得多，分为三角区、三角后区、颈部、两侧壁及前壁。俗话说得好，麻雀虽小五脏俱全，膀胱虽然看似不起眼，但是却在人体中担当着极为重要的角色。稍不留神就会招致疾病。那样可是十分麻烦的。

正常人是怎样完成排尿的呢？

　　正常人的排尿动作是一个复杂的过程，它是一种神经反射活动，是能够受人体意识控制的。膀胱的肌肉是有其张力和调节力的，若膀胱内

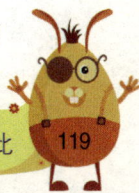

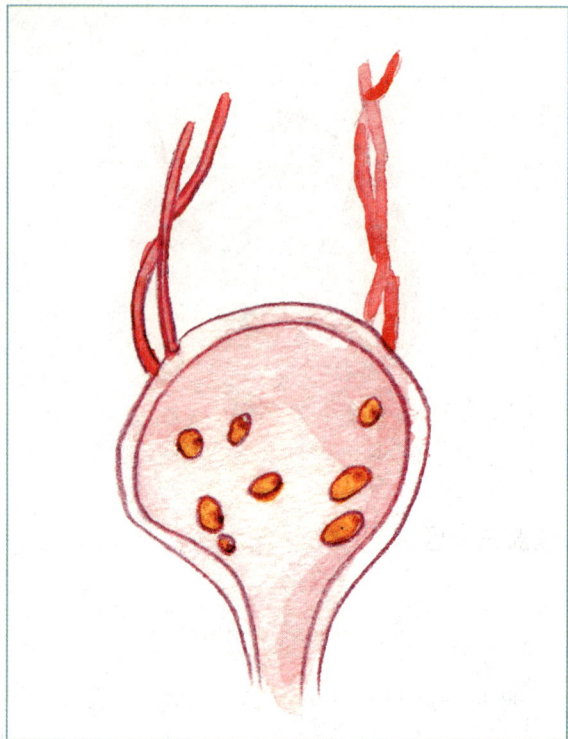

的尿量未积蓄到充盈状态时，膀胱内压几乎不会产生改变，也不会随尿量的增加而增加。但一旦膀胱内的尿液达到 300～400 毫升，膀胱三角区就会受到牵扯，随之我们便有了尿意。膀胱肌肉在人体神经系统的支配下开始收缩，而同时骨盆底部和尿道四个方向的肌肉放松，这二者相互作用、相互配合，从而使膀胱颈和后尿道像漏斗一样张开，最后尿液由此排出。

膀胱疾病和预防

　　膀胱炎：这是泌尿系统中最为常见的疾病，女性患者居多。膀胱的炎症有慢性和快性的分别，但是任何一种都不能掉以轻心。当慢性膀胱

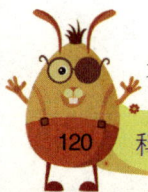

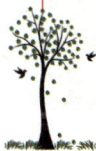

炎得不到根治的时候，在某些条件下就会向着急性膀胱炎发展。

膀胱癌：没错，膀胱癌亦是一种癌症，我们都知道，凡是和癌症沾上边的疾病都十分难治。膀胱癌也不例外。前面我们讲过了，膀胱的功能是储藏经过肾脏过滤的尿液，而当尿液中的毒素没有彻底排除干净的时候，就会使得膀胱的组织细胞受到刺激，这种刺激隐隐间就加大了肿瘤滋生的危机和风险。和其他癌症一样，膀胱癌也是发现得越早，救治越及时，痊愈的几率就越大。据科学家统计的数据来看，男性患膀胱癌的几率要大于女性。

膀胱结石：主要发生于男性身上。多为营养不良引发，大多数属于小结石，做手术去除即可。

膀胱病：属于六腑病候。一般表现为小便失常，又称为遗尿。

那么，如何做才能预防膀胱疾病呢？

从上面的资料可以看出，其实膀胱疾病大都是因为我们的不良生活习惯造成的，换句话说就是，如果我们能保持良好的生活习惯，好好保护膀胱，它就会乖乖的、不烦恼、不生病啦！所以，为了让膀胱疾病远离我们，争取做到如下几点：

第一，要多喝水，最好能保证每天至少两升的饮水量。此外，要形成一有尿意就及时排尿的良好习惯，不要憋尿，并且要讲究个人卫生，内裤要做到勤换洗。

第二，禁止吸烟，预防膀胱疾病最重要的就是要禁止吸烟和饮用酒精、咖啡。如果患者为吸烟者，应当立即戒烟；如果同患者一起生活的家人吸烟，患者应规劝其戒烟。通过对生活方式的改良和对生活环境的改善，可以大大降低膀胱疾病的发病率。

第三，尽量不要从事长时间接触芳香胺、染料、橡胶等物质的工作，长期与芳香胺接触会增加罹患膀胱癌的可能性，十分危险，应尽量远离。若必须长时间与芳香胺接触，应当做好防护工作，防止自己的身体与其发生直接接触。

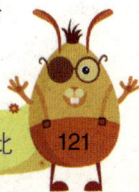

第四，如果家族中曾有罹患膀胱疾病的，特别是膀胱癌患者的，应当定期前往医院进行身体检查，并做好预防工作。

小链接

膀胱癌最常见的症状有：血尿、膀胱刺激（例如尿频、尿急、尿痛）、尿流梗阻等。膀胱癌患者如果出现大量血尿，并且排尿已经十分困难的情况下，必须立即前往医院进行急诊处理，切莫延误就诊时间，导致最后救治困难。

师生互动

学生：老师，放学回家路上我经常憋尿，这是不是一个很不好的习惯啊？

老师：对啊，我们一定要养成及时排尿的良好习惯。即使是在放学路上，也不该急着回家，而应先找路边的公共厕所把尿排掉再回家，这一点可千万要注意哦！另外，平时我们也要形成良好的饮食习惯，清淡饮食，多吃蔬菜瓜果，多饮水，保护好我们的膀胱。

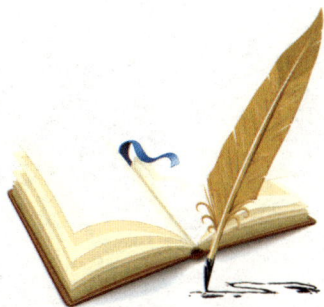

腹膜虽薄，可别小觑

◎智智感到肚子很疼，对妈妈哭诉。

◎智智妈妈火急火燎地带着智智到了医院，挂号找医生，并安慰智智。

◎通过面对面的交流和检查，医生发现智智在腹痛的同时还伴有恶心呕吐、发热等症状，一时一筹莫展。

◎经过一系列详细的检查，终于确定智智患上了腹膜炎。智智妈妈心急如焚。

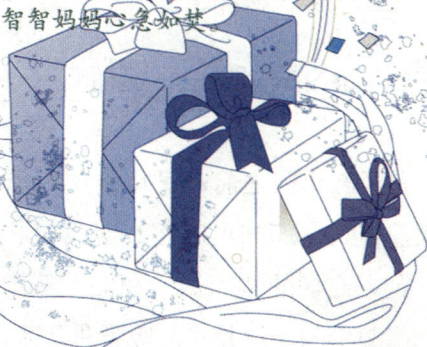

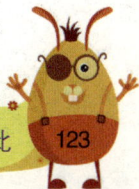

这可怎么办呀!

智智患上了腹膜炎。

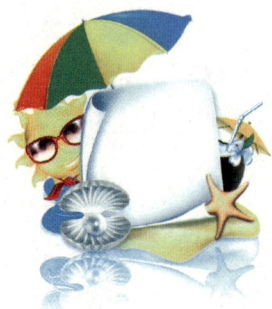

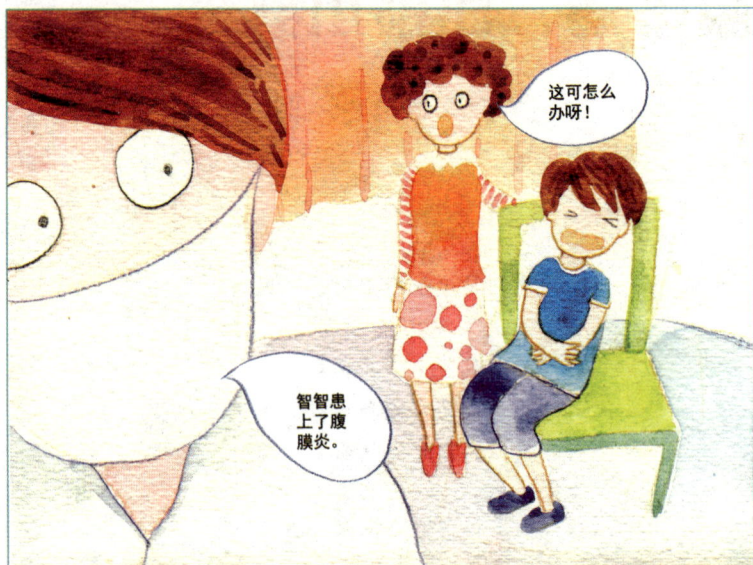

穿在里面的衣服——腹膜

　　每天在出门之前，我们都会在镜子面前好好收拾一下，穿上漂亮的衣服。但是你们知道吗？其实我们肚子里的脏器，它们也是穿着"衣服"的，它们的"衣服"就是腹膜。所谓的腹膜，其实就是高等脊椎动物腹腔中的一层黏膜。腹膜非常薄，看起来十分光滑，主要是由间皮

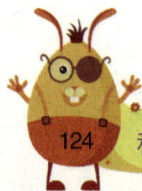

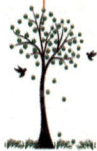

细胞构成。在我们腹腔内的大部分器官的外面，都有腹膜包裹着。腹膜非常薄，看起来好像无关紧要，那你们是不是回想，这个东西好像没什么用啊？其实，腹膜的作用是非常大的：它不但可以分泌出黏液，让我们的脏器表面保存润滑，还可以让脏器之间的摩擦减小。另外，腹腔脏器的血液、淋巴和神经组织也是经由腹膜与外界相连的。如果我们走路

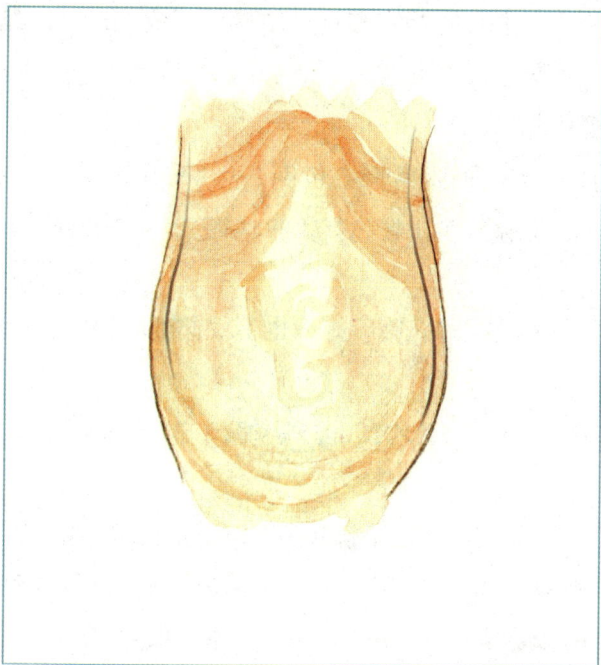

不小心撞到肚子，或者别人拿拳头打我们的肚子，腹膜都可以吸收撞击，让我们感到没那么痛，保护内脏，所以，腹膜真是我们的"内脏保护伞"呀！

虽然说腹膜是包裹着脏器的保护膜，但是严格说来，又不是这样的。那么，腹膜和脏器之间到底是什么关系呢？我们一起来看看。一般来说，腹膜和我们的脏器有三种位置形态：腹膜内位器官、腹膜间位器官和腹膜外位器官。

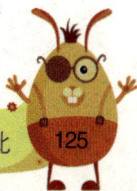

（一）腹膜内位器官

这种器官几乎就是处在腹膜的严密"包围"之下，活动度较大。主要的器官有：胃、十二指肠腹膜上部、脾、回肠、阑尾、空肠、乙状结肠、横结肠、卵巢、输卵管等。

（二）腹膜间位器官

这种器官有三面被腹膜"包围"，相对于腹膜内位器官来说，活动度要稍微小一些。主要的器官有：升结肠、胆囊、肝、降结肠、子宫、充盈的膀胱、直肠上段等。

（三）腹膜外位器官

这种器官只有一面被腹膜"包围"，几乎无法活动。主要的器官有：胰、肾、肾上腺、输尿管、空虚的膀胱、十二指肠降部和下部、直肠中下部等。

怎么样？是不是觉得，腹膜好像也不仅起到衣服的作用呢？

腹膜发炎啦！——什么是腹膜炎

虽然我们平日里对腹膜的了解并不多，但是我们要知道，腹膜炎是一种非常严重的疾病，而且是非常常见的。简单说来，腹膜炎就是腹膜发炎了。也许有小朋友会说，发炎并不是多么严重的疾病啊，不值得大惊小怪。但是，腹膜发炎很可能会导致胃穿孔，而且会持续扩大影响腹腔内的器官，所以，腹膜炎是非常危险的，通常需要手术治疗，才能治愈。

在刚刚发病的时候，腹膜会受到刺激，人就会感到非常恶心，进而呕吐。由于这是发病的初期，所以呕出来的东西都是胃里的食物之类。但是，如果腹膜炎得不到及时的救治，任由它发展下去，那可就不光是呕吐食物了，还会呕吐胆汁。如果呕吐比较严重，还可能会导致体温出现变化，这就值得警惕了。等待腹膜炎发展到比较严重的阶段，就有可能出现高烧、大汗淋漓等全身中毒的症状。如果此时再不进行及时的救

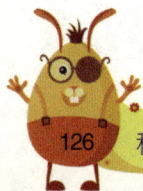

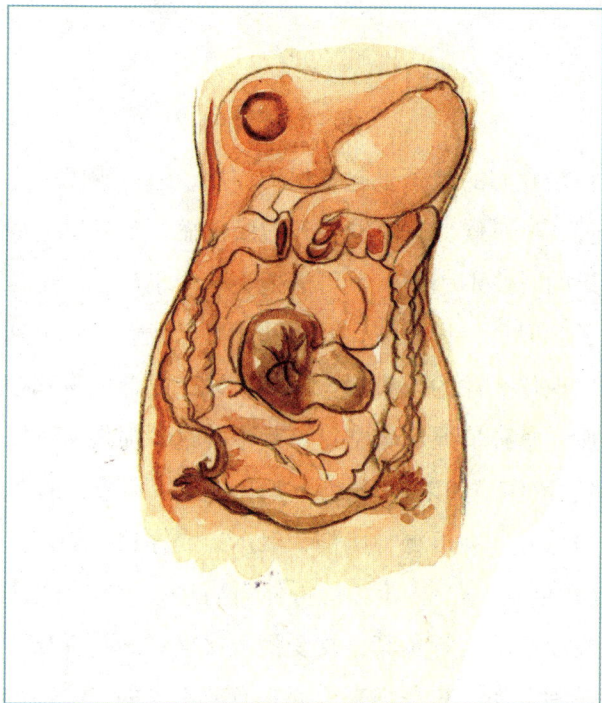

治，导致毒素吸收过多，那病人的脸色就会十分难看，而且会手脚冰凉、呼吸加速，口干舌燥。

看到这里，也许有小朋友要说了，既然腹膜炎这么严重，那么应该在刚出现症状的时候就去医院救治啊！按道理来说，是这样的，但是由于冠心病、肺炎等疾病发作的时候，人们也会感到疼痛，也会呼吸加重，甚至有可能出现上腹部腹肌紧张，这些都和腹膜炎的症状差不多，所以，很有可能会被误诊别腹膜炎。那么，该怎么解决这样的问题呢？其实，医生们也已经做出了很大的努力，在诊断疾病的时候，他们通常会仔细询问病人的发病时间和症状，以及疼痛的部位。另外，有一些急性肠胃炎、痢疾等疾病，也可能会出现像腹膜炎一样的腹痛、高热、呕吐等症状，这时候，就需要医生们仔细检查，认真分析，才不会耽误病人的病情。

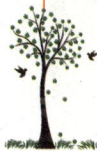

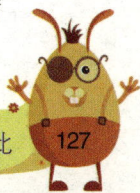

腹膜出血了，怎么办！

虽然腹膜在我们的肚子里起着保护作用，但是腹膜毕竟很薄，也极容易受到伤害，这时候，就可能导致腹膜出血。平日里，如果我们削铅笔或者削水果的时候不小心，就可能把手切个小口子，这时候，我们就得包扎一下了。但是，腹膜在我们的肚子里，我们又看不到，如果腹膜出血了，会出现什么样的结果呢？一般来说，复合性腹部损伤，就会造成腹膜后出血，这种情况比较常见。其中，这种损伤又可以分为两种。

1. 穿透性创伤。如果腹膜被子弹或者弹片穿透，或者被比较尖锐的物体，比如剪刀、尖刀之类所伤，就会造成穿透性创伤。

2. 钝挫性创伤。如果骨盆骨折伴有直肠、膀胱及输尿管的损伤，就可能导致腹膜后的血管及其分支受到直接或者间接损伤。

不管是哪种创伤，对我们来说都是有非常大的危险性的。如果是动脉出血，后果更是不堪设想。因为动脉出血会形成血肿，使得后腹膜组织受到压迫。这些血还会在肠系膜之间扩散，进入腹膜腔，或者进入骨盆后腹膜间隙。如果出现比较缓慢，很有可能会自己慢慢停止，也有可能会被吸收。但是，如果血液一直停留在后腹膜，就比较危险了。因为血液中含有营养物质，很有可能会造成腹膜感染。

那么，在日常生活中，我们该怎么去及早发现症状，并及时救治呢？一般来说，腹膜出血的最典型症状就是腹痛，这也是最早出现的症状。但是这种疼痛的痛感并没有明确规定，可能是非常痛，也可能只是隐隐作痛。除了疼痛，还可能有恶心、腹泻、呕吐等症状，严重的甚至会导致血性休克及严重贫血。所以，一旦自己出现了这些症状，一定要及时去医院救治，以免耽误最佳的治疗时机。

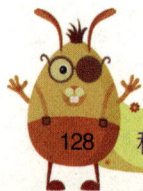

小链接

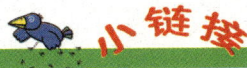

　　虽然男性和女性体内都有腹膜，但是腹膜在男性和女性的体内又有所不同。对于男性来说，他们的腹膜囊是完全封闭的。但是对于女性来说，因为输卵管的腹腔口在腹膜囊开口，所以，它可以经过输卵管、子官和阴道腔而与外界相通。

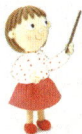

师生互动

　　学生：我觉得腹膜就像是人体内部的皮肤，皮肤在外层保护着人体，而腹膜居于内部保护着器官。人体真是一个协调共进的系统，太神奇了。

　　老师：是啊，不得不说，人类真是大自然最完美的创造，人们的肚子中可不仅仅只是承装着食物、消化食物和排泄那么简单哦。各个器官的构成和组织还有运作都是极尽复杂的！你们一定要好好学习，将来把人体研究透彻。

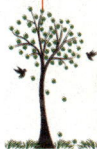

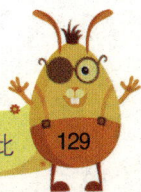

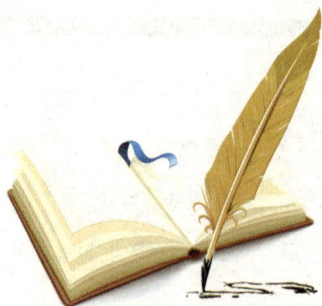

人体的免疫卫士——淋巴

◎周末，爸爸带着智智去郊区捉蚂蚱。

◎智智捉了好多蚂蚱，放进袋子里。

◎妈妈把蚂蚱炸得焦黄，盛在盘子里。

◎智智吃完蚂蚱，晚上睡觉之前，身上起了很多小红包包。

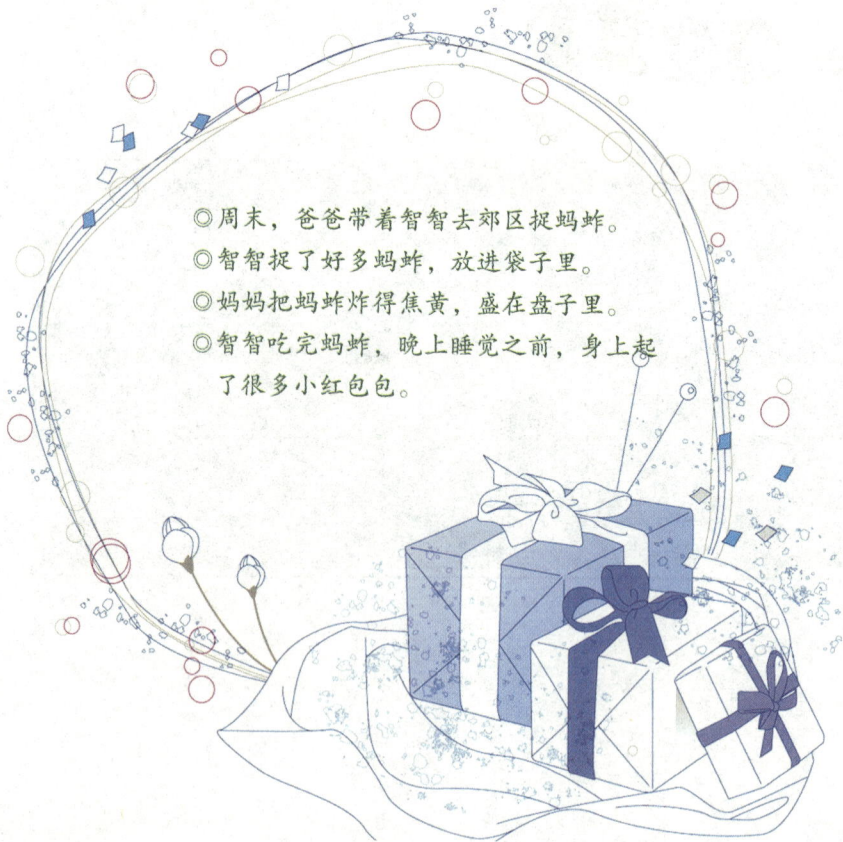

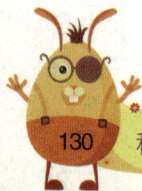

应该是吃炸蚂蚱过敏了！

妈妈，快来看啊，我身上起了好多小包包，我是不是要死了？

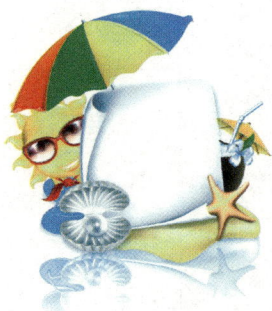

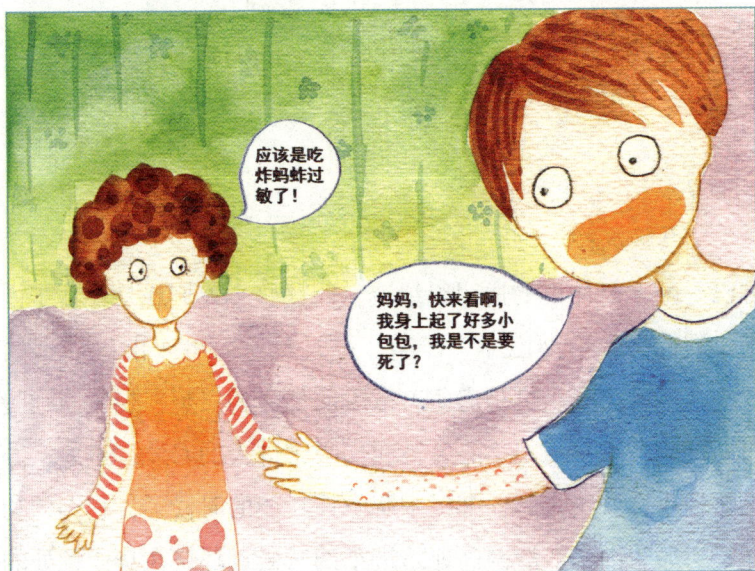

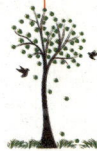

淋巴和淋巴系统

　　小朋友们，在我们的身体里面有许多的小人，他们每个人各司其职，守护着我们的身体。譬如，今天我们要介绍的就是负责清扫过滤进入身体内部垃圾的小人，咱们管它们叫淋巴。

　　淋巴是总称，但它们分工明确，组织严明，每一个又都有各自的功

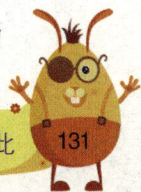

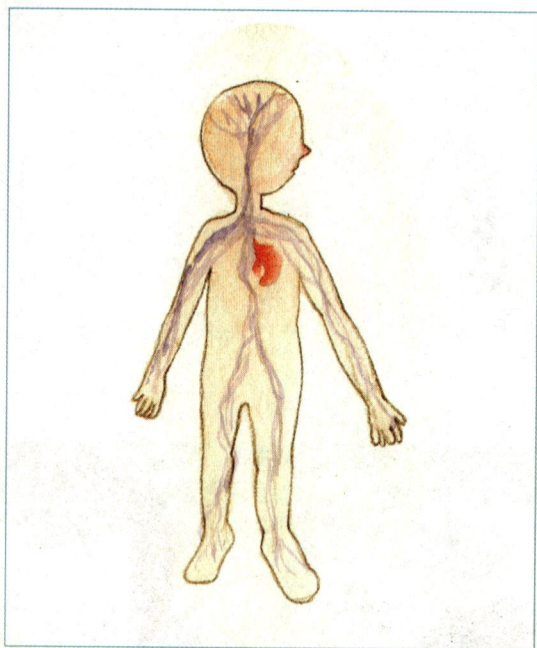

能。淋巴是藏在身体里的透明组织液，而这些小人们就是存在于内的淋巴细胞。它们都是由淋巴器官产生，并且运送到各个淋巴器官的小战士。这些合格的小战士可是肩负着巨大的使命的。想一想，当弥漫在空气中的病毒或者细菌一不小心，被我们吸了进去的时候，该怎么办？这个时候就该是这些小人——淋巴细胞发挥功能的时候了！它们的功能可不少呢，当那些细菌浩浩荡荡地杀进来的时候，环绕在身体各处的淋巴器官里都存在着我们的小战士。并且神奇的是，每一种小战士都是用来对抗特异细菌的。而且，小战士们还具有神奇的记忆功能。同样的细菌来过一次，它们就会积极地给它备案，把它们的体貌特征输入自己的知识库里。下一次，不管是十年还是几十年只要来的还是这种细菌，它绝对会在第一时间发展攻击。除此之外，小人们还能快速地分裂成长，用来对付外界源源不断的敌人。

在我们的日常生活中，我们总是需要跟别人合作，比如在踢球的时

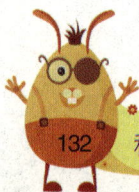

候，或者在完成一件工作的时候，总是离不开别人的帮助。在我们的体内，各种细胞也是要相互协作的。在我们的身体内部，有很多的淋巴细胞、淋巴结和淋巴管，它们和另外的一些组织或者器官，构成了我们体内的淋巴系统。如果我们不小心割到了手指，受伤的地方会肿起来，这时候该怎么办呢？这时候，淋巴系统就会发挥作用，排除积聚的液体，让液体正常循环。

在我们的脖子、腋窝和腹股沟的部位，淋巴结十分密集。每个淋巴结里有一连串纤维质的瓣膜，每当淋巴结流经这里的时候，里面的毒素和微生物就跑不了了。它们会被过滤出来，并被消灭，以免感染到别的部位。

有的小朋友可能得过扁桃体炎，其实，扁桃体的黏膜就含有大量的淋巴组织。如果喉咙发炎，我们拿手去默默下巴颏，就能摸到两个肿块，就是发炎后的扁桃体。等到炎症消失了，肿块也就消失了，我们也就没那么容易摸到扁桃体了。

淋巴细胞

在我们体内，存在着红细胞和白细胞。红细胞主要是造血功能，而白细胞通常具有免疫功能。淋巴细胞是由淋巴器官产生的，它就是白细胞的一种。我们在上学的时候，班里会有班长来管理我们，在淋巴系统中，也有负责"管理"的中枢淋巴器官和"被管理"的周围淋巴细胞。中枢淋巴细胞主要包括胸腺、腔上囊或其相当器官。它们十分勤劳，会源源不断地产生淋巴细胞，等到淋巴细胞成熟后，再把它们运送到周围淋巴器官。而周围淋巴细胞主要包括脾、淋巴结，相比于中枢淋巴细胞，这些周围淋巴细胞就比较"懒惰"一点。

如果把淋巴细胞拿到光学显微镜下仔细观察，就会发现它们的"个头"并不一样大，有的大，有的小。那些直径在 11 到 18 微米的，就被人们称为大淋巴细胞，直径在 7 到 11 微米的，就称为中淋巴细胞，

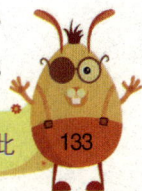

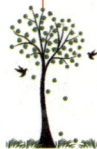

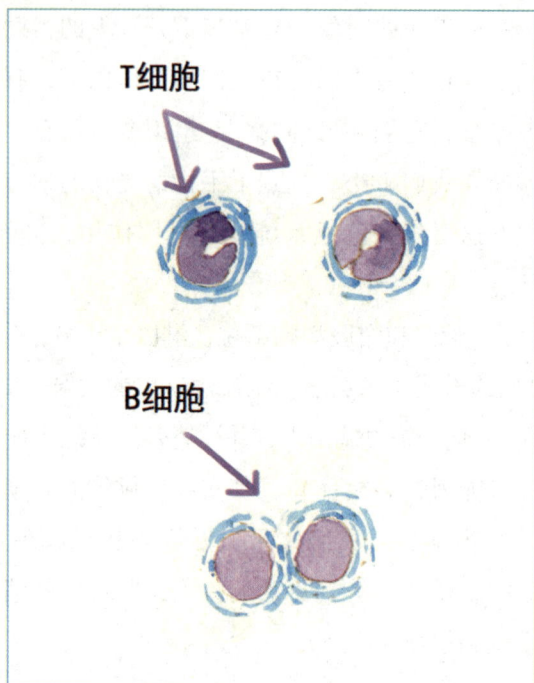

直径在 4 到 7 微米的，被称为小淋巴细胞。根据淋巴细胞的发育部位、抗原、受体等的不同，又可以把淋巴细胞分成 T 淋巴细胞和 B 淋巴细胞等多种。T 淋巴细胞是淋巴细胞的主要组分，它的作用十分重要，不但可以直接杀伤靶细胞，还可以辅助或抑制 B 细胞产生抗体。它是由胸腺内的淋巴肝细胞分化而成的，在所有的淋巴细胞中，T 细胞的数量最多，功能也最为复杂。说它是身体内抵御疾病和肿瘤的勇士，真是一点都不夸张。在特定条件下，T 细胞可产生迟发型过敏反应。T 淋巴细胞产生的这种特异性免疫反应，叫做细胞性免疫。

B 淋巴细胞的另一个名字就是 B 细胞，它是由骨髓的多能干细胞产生的。它的个头要比 T 淋巴细胞大。B 淋巴细胞成熟后，就会经外周血迁出，分布到脾小结和消化道黏膜下的淋巴小结等部位。如果受到抗原刺激，B 淋巴细胞就会马上增殖出很多浆细胞。浆细胞不但可以合成并分泌抗体，还可以在血液内循环。

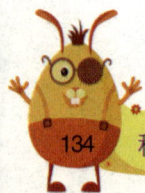

淋巴循环

在人体内有很多淋巴管，其中有的粗，有的细，最细的那些还有个专门的名字，叫做毛细淋巴管。毛细淋巴管的分布是十分广泛的，除了脑、软骨、角膜、晶状体、内耳、胎盘等部位，几乎都有毛细淋巴管。人体内这面积广泛的毛细淋巴管，就像一张网，它们汇集成了淋巴管网，再汇集成淋巴管。

淋巴循环是循环系统的重要辅助部分，那么，淋巴流入血液循环系统有什么意义呢？首先，可以回收蛋白质。组织间液的蛋白质分子是无法通过毛细血管壁进入血液的，但是对它们来说，通过毛细淋巴管壁就比较容易，这样它们就能够成为淋巴的一部分。每天经由淋巴带回血液的蛋白质多达 75～200 克，是不是很多呢？通过这种方式，就可以不让组织间液中有太多的蛋白质。其次，如果人受伤了，有了伤口，或者出血了，外界的细菌就可能会乘虚而入，侵害我们的身体。但是有了淋巴流动，就可以把这些细菌给消灭掉，保护我们的身体健康。第三，淋巴循环可以调节血浆和组织间液的液体平衡。每一天，大概有 2 到 4 升的淋巴会回到血浆。

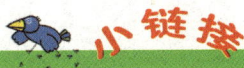

小链接

有的人在接触到花粉、粉尘或者某些化学物质的时候，身体就会出现某种器官的变化，比如变红、起包等，这都是过敏。所谓的过敏，就是人对过敏原的一种不正常的反应。但是，过敏原并不是固定的，而且不同的人在面对同一种物质时，也会有不同的反应，比如春天的时候，有人会对花粉过敏，但是另外的人可能并不会有任何反应。

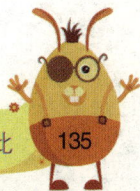

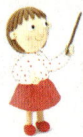

师生互动

学生：老师，是不是人人都会过敏呢？

老师：不是的，这得看每个人的体质，有的人会对花粉过敏，有的人会对蚂蚱过敏，但是大部分人对这些东西是没什么反应的。

学生：老师，万一过敏了可怎么办呢？

老师：一旦发生过敏现象，首先要找出过敏原，避免再次接触过敏源。然后，一定要马上去医院，尽量不要自己乱吃药。

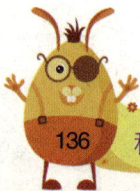

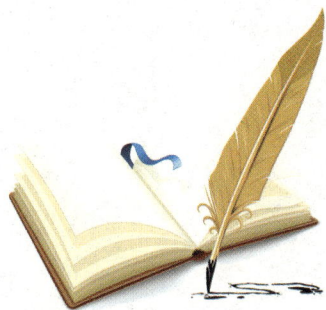

肛门——人体的排泄器官

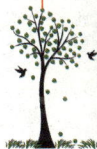

◎一大早，智智就站在厕所门口，捂着肚子，焦急地等待着。

◎智智爸爸蹲在马桶上，也是一副痛苦的表情。

◎智智在门口焦急地等着，有点站不住了。

◎智智没有憋住，便便拉在了裤子里

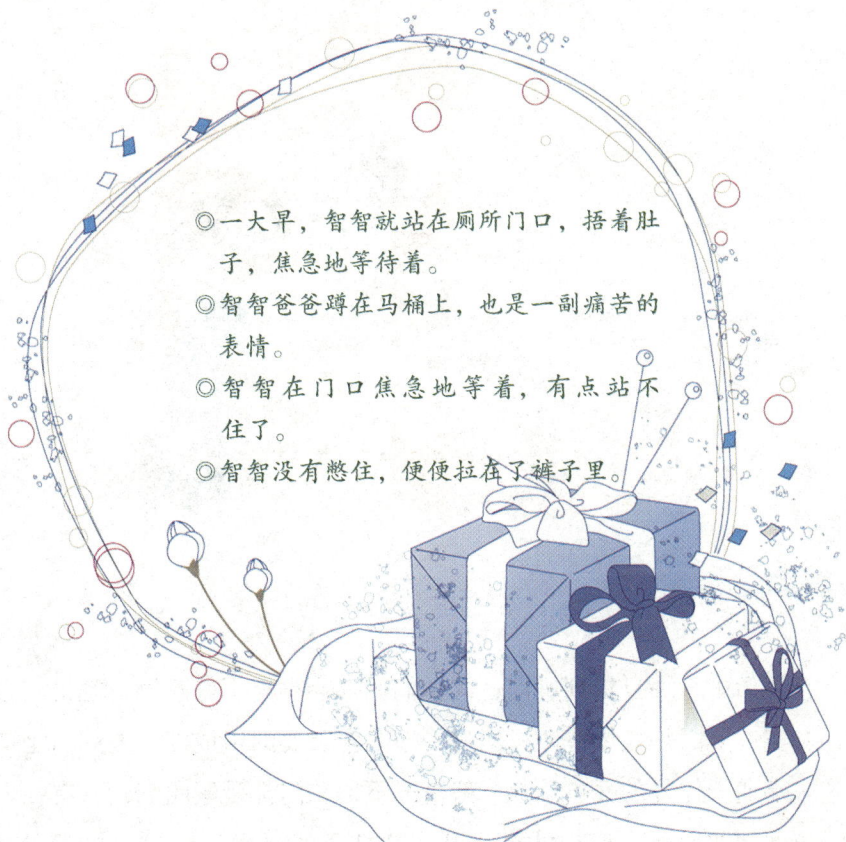

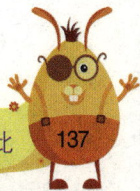

爸爸，我真的憋不住了，5555…

都怪爸爸，爸爸坏！

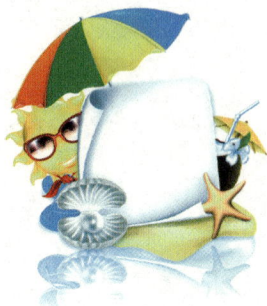

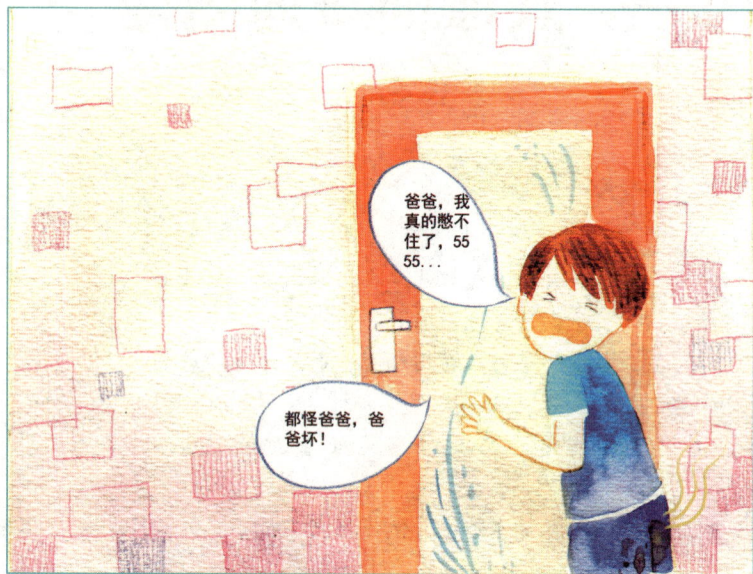

肛门的结构和作用

在生活中，一旦提到肛门，同学们们都会有点不好意思，觉得它很脏。其实，肛门是人体代谢机能的一个非常重要的组成部分，肛门是消化道末端通于体外的开口。在一般情况下，肛门都是紧闭的，只有在人们排出便便的时候，肛门才会张开。在排便的时候，肛门会扩张成圆

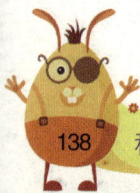

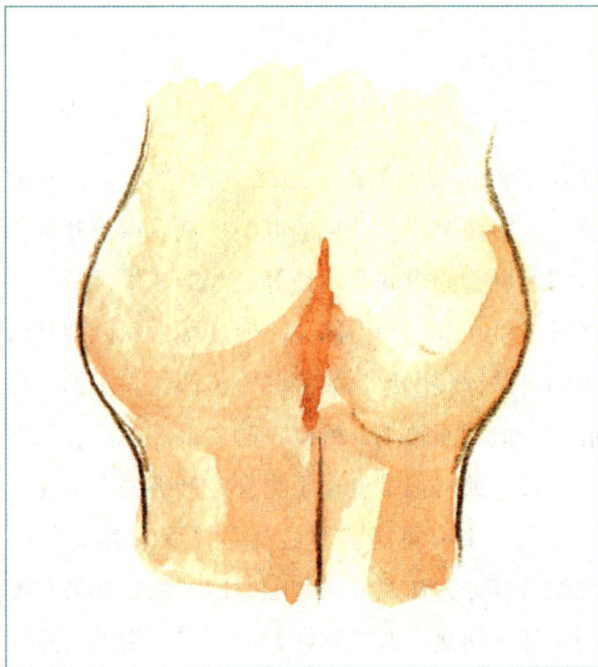

形，直径在 2 到 3 厘米。在中医学里，肛门又被叫做"魄门"，为五脏使。在古代，"使"有使节的意思，也就是说，五脏要是有什么病变，都可以从肛门反映出来。中医学还认为，"水谷不得久藏"，也就是说，肛门有着控制和排便的作用。肛门的作用是非常神奇的，不排便的时候，它会紧闭，在排便的时候张开，排便完了又会自然收缩，在人们排出气体（放屁）的时候，它又会张开，但是不会带出粪便残渣。在我们不拉便便的时候肛门都是密闭的，这就相当于关上了一扇门，那些细菌和异物之类，就没法通过这道"门"进入我们体内。另外，肛门部位还有大量的淋巴细胞，不管是缩张能力，还是自洁能力，都比别的部位的皮肤要高很多。另外，肛门部位的肌肉血管组织有着十分巧妙的机构，它们之间相互协调，把人们体内的腹部脏器都很好地固定起来。如果没有肛门，或者肛门的功能不佳，就会给人们的生活造成严重不便。现在，同学们是不是还觉得肛门很脏呢？

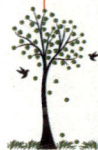

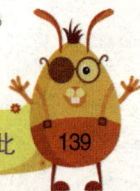

肛门常见的疾病

肛门位于肠道的末段，所以，虽然它的"个头"不大，但是经常遭受疾病困扰。一般情况下，常见的肛门疾病有以下几种：

肛裂。肛门及肛管的皮肤全层裂开，并形成慢性感染性溃疡，称为肛裂。肛裂经常发生在肛门的后部，一般情况下，肛裂是由于粪便太过干硬，把肛管的皮肤撑裂所致。如果肛裂是偶然发生的，那不用太过担心，因这种肛裂一般创面较小，可以自己愈合。但是，如果大便经常干硬，时常发生肛裂，那就很难愈合了。患有肛裂的人，在大便的时候会感到非常疼，粪便上很有可能沾有血渍，严重的甚至会有少量鲜血流出。通常，肛裂可以分为初期肛裂和陈旧性肛裂。如果在排便时肛门部有刺痛感，同时伴有滴血，血色鲜红，量不多，用手分开肛门可看见放射状的裂口，就可以认定为患了初期肛裂。如果初期肛裂经久不愈，经常发作，便后疼痛时间延长呈周期性和间歇性，大便排出困难，肛门部裂口变深并有外痔者，那就是患了陈旧性肛裂。

脱肛。直肠黏膜等组织自肛门脱出称为脱肛。脱肛的突出表现就是大便时有粉红色的物体脱出。这个物体的形状比较固定，有可能呈现柱状，还有可能呈倒悬的宝塔状，有一圈一圈的螺旋状环形皱痕。如果用手去摸，就会发现上面有很多黏液，还可能有血迹。这个东西摸起来比较柔软，而且很有弹性。一般情况下，这个物体摸起来没有疼痛感。对于那些症状比较轻的患者来说，在便后就会自己缩回，但是对那些症状较重的患者来说，就得要用手才能把这个物体送回去。脱肛经常发生在体质较为虚弱的妇女和老人身上，小孩身上也比较常见。这种病的诊断比较简单，如果发现自己在便后有肿物脱出，但是又没有鲜血和疼痛感，就可以断定自己得了脱肛。

肛瘘。由肛门直肠周围脓肿经久不愈而演变所致的肛瘘，其内口与

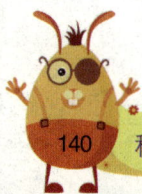

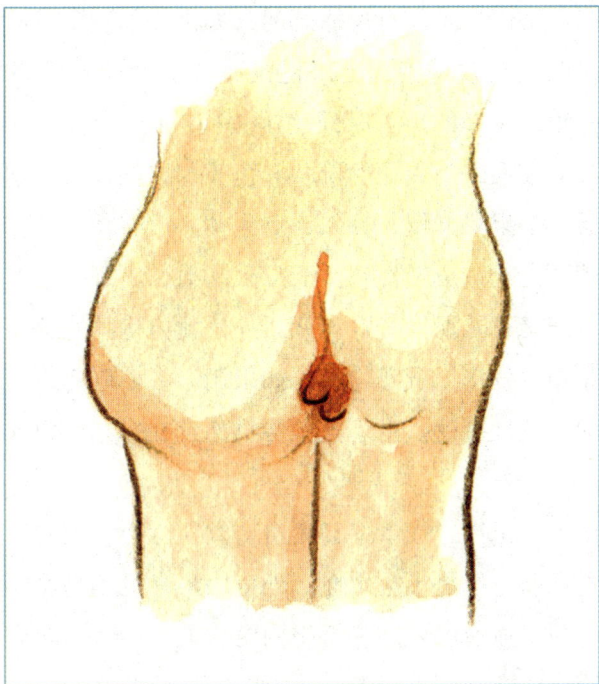

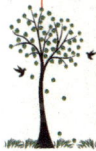

直肠相通，外口露在屁股的皮肤上。如果肛瘘的外口封闭，而脓肿又反复发作，可在屁股上形成多个外口。所以一旦发生肛瘘，进行早期诊治极为重要。肛瘘的诊断也比较简单，如果肛门周围有溃烂孔、经常有脓水流出并有间断发炎肿胀疼痛等的情况，可初步判断自己患了肛瘘病。

痔疮。痔疮又叫痔核，肉眼看来是长在肛门部的肉疙瘩，大小不一。小的有黄豆那么大，大的比蚕豆还要大，而且痔疮的数量不一样，可能有一个，也可能有几个。一般情况下，痔疮是直肠下部及肛门管壁内静脉丛扩张、弯曲、隆起成团的一种血管瘤，多为良性疾病，通常来说是不会癌变的。痔疮通常有三种类型：内痔、外痔和混合痔。这是根据肛门处的一个重要解剖结构齿状线来区分的。生于齿状线以内者，称内痔；生于齿状线以外，或突出于肛门外者，称外痔；如齿状线上下方均有痔核突出，并联成一体，则称为混合痔。

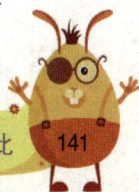

一般情况下，内痔是没有疼痛感的，如果仔细观察粪便，就会发现大便后便血，颜色比较鲜艳，出血也没有什么规律，可能是一滴一滴的，也可能是喷射出来的。有时候用手去摸肛门，能够发现软性肿物，但是在便后又会缩回去。粪便的形状和色质与以往没有差别，而且粪块里面没有肿血。如果只是偶尔发作，对人体并没有什么危害，但是如果经常发作，就可能会造成慢性失血而导致贫血，出现头晕、心悸、面色发白、乏力、记忆力减退等全身症状。外痔比内痔的感觉要明显，会感觉肛门部位胀痛、发痒、有异物感。如果用手去摸肛门，就会在肛门边缘处摸到隆起的软性肿物。由于这种肿物的存在，在大便后就不容易把大便擦干净。

如果大便太过干燥，或者平日太过劳累，就会感到肛门不适，严重者甚至会感觉疼痛，但是不会出血。外痔中最常见的是血栓外痔，是因肛门缘静脉破裂，血液渗入结缔组织内结成血块所致。起病较急，疼痛剧烈，触痛明显，在排便、行走、咳嗽时的症状会有所加重。混合痔的表现为大便时经常有肿物脱出肛门外，伴有少量出血，肛门部潮湿，有分泌物污染内裤，肛门缘可摸到软性肿物。

肛门保健

看了上面的内容，我们就该知道，虽然肛门平日里不被大家喜欢，但是一旦肛门出现了疾病，就会让我们的身体非常难受，让我们的生活非常不舒服。所以，为了避免产生上述疾病，每个人都应该在日常生活里重视肛门的保健。那么，我们该怎么做才能保护好肛门呢？

一、应该保持肛门清洁。在大便后，一定要把肛门擦干净，不要留下粪便。当然，擦肛门的时候也要注意力道，千万不要把肛门擦出血。另外，每隔一周左右，最好用温水或者热水把肛门洗干净，每次洗的时间也不要太长，3 到 5 分钟就可以。在洗的时候，千万不要用一些强碱

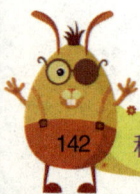

性的肥皂。

二、最好每天排便一次，并养成习惯。我们每天都要吃饭，每天都要产生便便，最好每天进行排便，好及时把一些废物和垃圾排出体外。有的小朋友喜欢在排便的时候看小人书，或者玩会游戏，这都是不好的。最好在早餐后的 20 分钟开始排便，不要看书，不要看报纸，也不要玩游戏，集中注意力排便。另外，每次排便的时间不要太长，在 10 分钟之内最好。排便后最好马上起身，不要在马桶上久坐。

三、注意饮食卫生。平日里要养成好的饮食习惯，饭前便后要洗手，防止便秘或者腹泻，减轻肛门的压力。另外，不要随便吃泻药。

四、多吃一些富含纤维素的食物。平日里多吃一些新鲜的水果、蔬菜之类，尽量不要吃辣椒之类的刺激性食物，以免引发痔疮。

五、对于老年人来说，更要注意经常运动，不要长久的保持坐或者蹲的姿势，要经常换姿势。还要加强体育锻炼，保持身体健康。

总之，对于人体来说，肛门是极为重要的消化器官。虽然现在还有很多小朋友没有认识到肛门的重要性，但是每天都不要忘了多吃一些新鲜水果，坚持合理饮食，避免以后出现肛门疾病。

小链接

想要预防肛门疾病，就要从日常生活做起。每天早上起床后，先不要着急吃东西，可以在空腹的时候喝一杯 300～400 毫升的淡盐水或者温开水。虽然这只是一个小小的动作，但是喝水有润滑肠道、刺激肠管蠕动的作用，有助于缓解便秘。

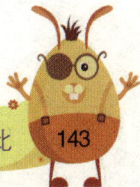

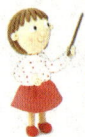

师生互动

学生：老师，我很喜欢吃辣的东西，是不是为了我的肛门健康，就不能吃辣的东西了呢？

老师：吃辣的会刺激肛门，所以要尽量少吃。但是并不是让你不再吃任何辣的东西，你注意摄入的量就可以了。

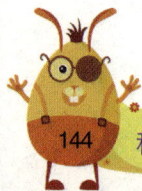

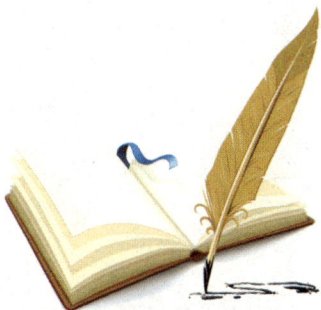

我们该吃什么

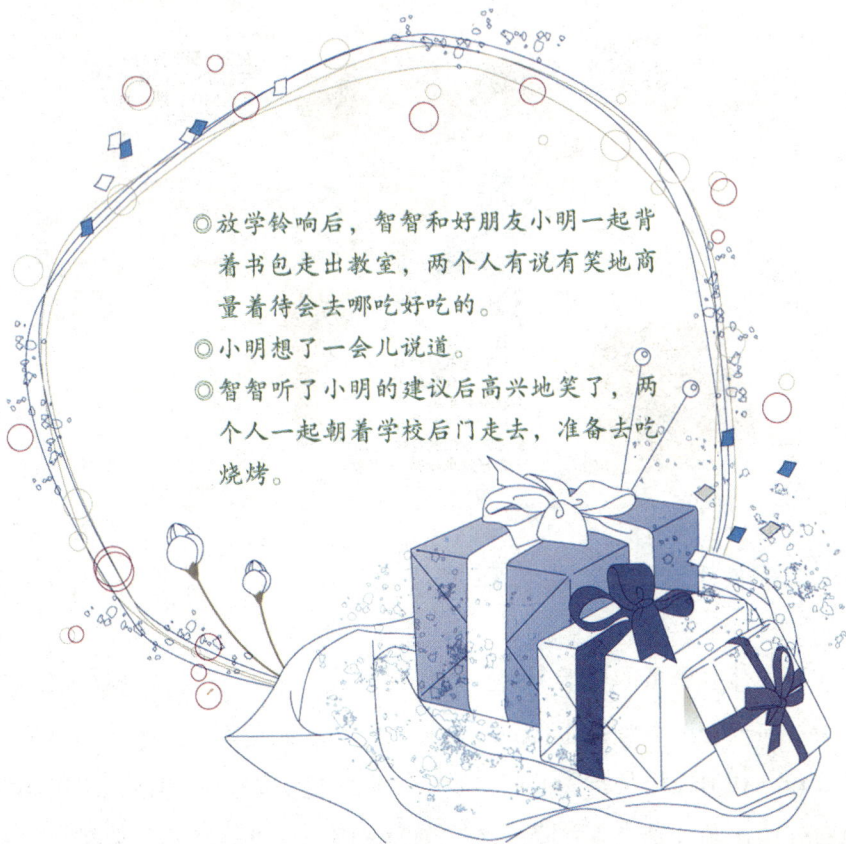

◎ 放学铃响后，智智和好朋友小明一起背着书包走出教室，两个人有说有笑地商量着待会去哪吃好吃的。

◎ 小明想了一会儿说道。

◎ 智智听了小明的建议后高兴地笑了，两个人一起朝着学校后门走去，准备去吃烧烤。

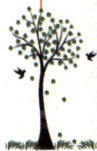

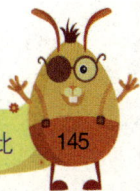

我要吃烧鸡翅，我要吃烤年糕。

智智，要不我们一起去学校后门那边吃烧烤吧，那儿的烧烤特别好吃。

智智，小明，你们不该吃这些烧烤食物，这些食物的卫生状况并不好，而且经常吃这类油炸食品对我们的身体一点好处也没有。

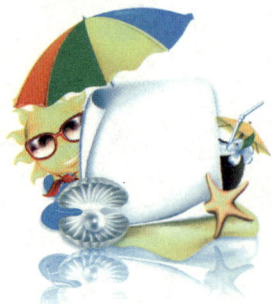

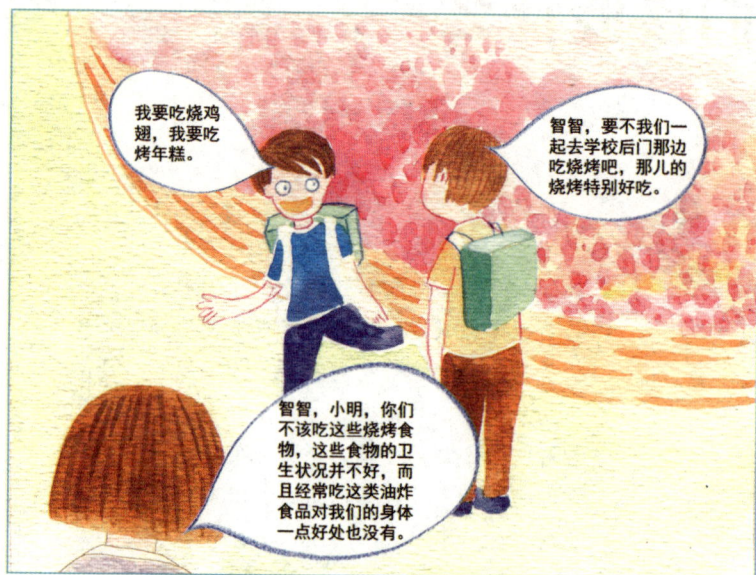

为什么像烧烤这类食物不应多吃呢？

　　当代社会繁忙的生活节奏，使得很多人放弃在家里自己动手做饭，而是习惯去外边买些快速食品或者其他种类的即食物品来解决自己的一日三餐，其中烧烤是备受人们喜爱的一类。这是因为烧烤摊在大街小巷随处可见，尤其是当夜幕降临之后更为热闹。此外烧烤不需要排队等很

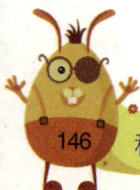

长时间，而且味道也十分刺激爽口，特别受到一些年轻人的追捧。

但是，这看似美味的烧烤，其实对我们的身体健康是十分不益的。这是因为烧烤一类的食物属于油炸食品，再加上其调味品的大量使用，如果经常性过多地食用烧烤类食品，会对我们的健康造成很严重的损害。

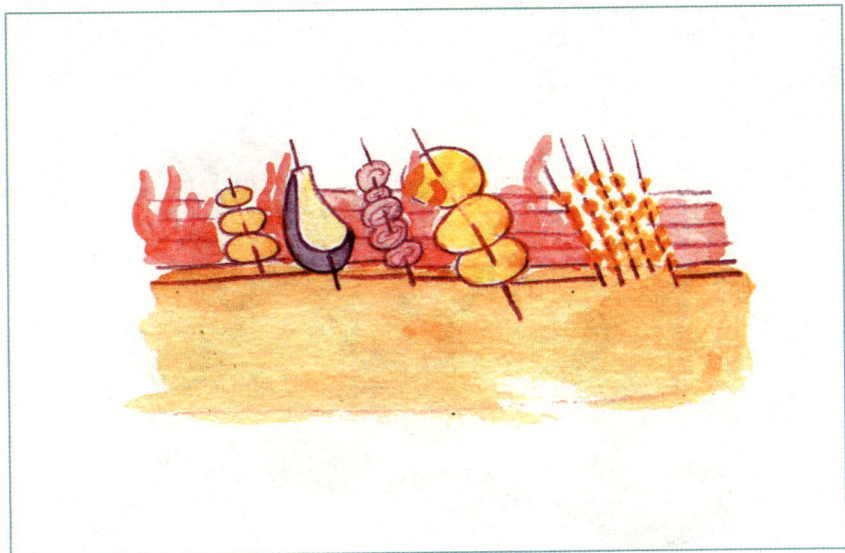

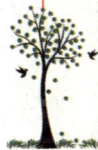

除此之外，烧烤类食品还在卫生标准上存在很大的缺陷。这些路边摊位的各类小吃，虽然尝起来味道鲜美可口，但是其卫生状况却令人担忧，因为他们很可能使用了地沟油或者劣质油，再加上街边冗杂的卫生环境，更使得烧烤等街边小吃的卫生状况很不好。

因此我们要在日常生活中减少对烧烤这一类食物的食用，尽量少吃这些路边摊，尽量自己动手做饭吃，这样是对自己的健康负责，更是对自己的生命负责。

现如今我们到底该吃些什么呢？

其实现实生活中，不光是烧烤类的路边小吃不能多吃，还有很多食物的质量问题也值得我们去细细考究，其中还不乏一些我们非常熟悉的：比如前段时间发生的"毒奶粉"、"毒胶囊"等负面事件。这些问题的出现，说明我们现在的食品卫生和质量安全问题的确存在很多的瑕疵和漏洞。

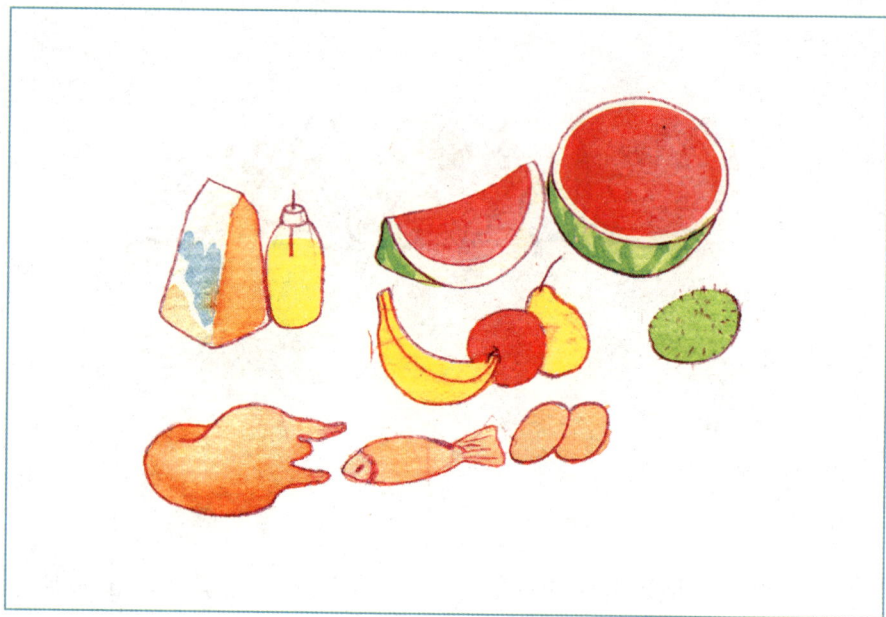

那么在现在这样一个状况下，我们到底该吃些什么呢？到底什么样的食物才是最安全的呢？到底什么样的食物才是我们的身体最需要的呢？

要解答这一连串的疑问，我们就要细细回想下我们身体里的各个器官，现在我们已经对人体肚子里的各个器官都有了一个全面的了解和认识，我们也知道了各个器官都需要通过进食什么食物来补充哪些营养物质，那么下面我们要做的，便是按照我们身体的需要来有规律科学地吃东西。

其中有一点是不可否认的，那便是无论我们选择吃什么，我们的目的始终都只有一个，那便是要养成健康而均衡的饮食习惯，为我们的身体摄入足量的营养。

我们该怎么吃

吃饭是我们大家最熟悉的一件事，俗话说，人是铁饭是钢，一顿不吃饿得慌。要是让哪个小朋友一顿不吃饭，他的肚子肯定会咕咕叫。那么，我们每天都在吃饭，到底应该多吃什么呢？

有的小朋友比较挑食，只喜欢吃肉，不喜欢吃菜；或者只喜欢吃菜，不喜欢吃肉。这些都是不对的，如果只喜欢某一种食物，只吃某一种食物，就会导致我们的身体缺乏另一些营养物质，导致营养不良。

现实生活中，有些人特别喜欢食用肉类食品：比如猪肉、牛肉、羊肉等，从一方面来讲，这些肉类对人体的身体健康有着十分重要的作用，它们能够帮助我们补充体内所必需的营养物质，但是从另一方面来说，如果长时间过多地食用这些肉类，便会对我们的身体造成一定的负担，甚至会对我们的健康造成负面影响。因此，面对我们到底该吃什么这个问题时，我们在找到答案的同时还应解决这个问题：我们该怎么吃？

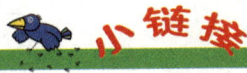

小链接

随着科技的不断发展，人们已经研制出了转基因食品，所谓的转基因食品，就是利用现代分子生物技术，将某些生物的基因转移到其他物种中去，改造生物的遗传物质，使其在形状、营养品质、消费品质等方面向人们所需要的目标转变。以转基因生物为直接食品或为原料加工生产的食品就是"转基因食品"。

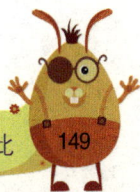

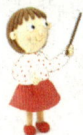

师生互动

　　学生：老师，食品健康问题是现在社会一个比较头疼的问题，作为最直接消费者的我们，到底该怎样保护自己的健康呢？

　　老师：首先，我们要在购买食品时严格观察其卫生和质量，以此来确保我们所购买的食物处在一个健康的状态下，并且其卫生和质量比较可信；其次，我们要确保自己所购买的食物是我们身体所能接受的，而且对我们的健康是有帮助的，这样做是为了避免出现食物过敏或中毒的现象；最后，我们要保证自己的饮食习惯是科学合理的，有些食物是相克的，不能同时食用，因此我们要明确自己的饮食习惯是正确的，这样才能确保我们饮食的健康性。

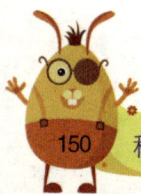

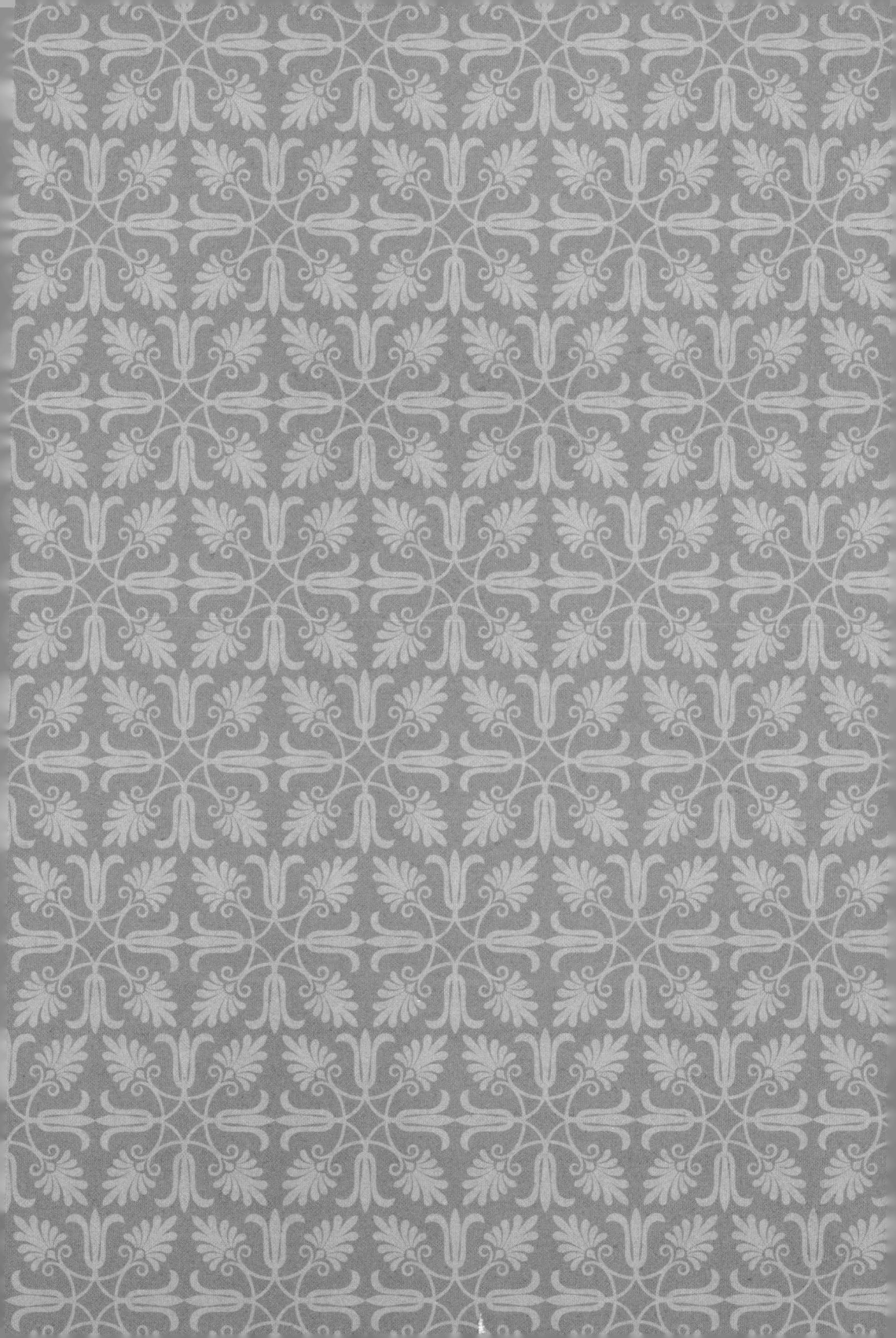

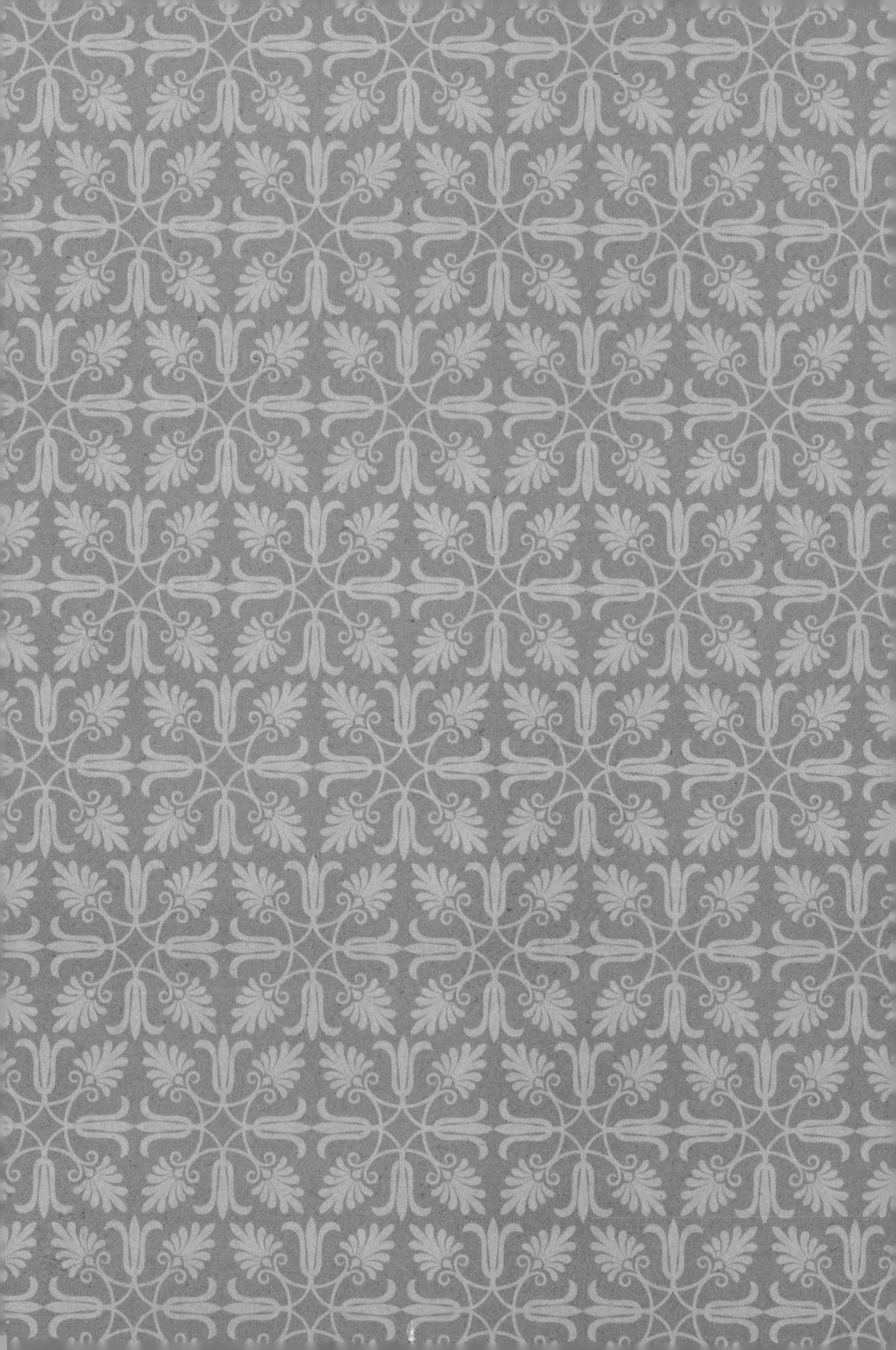